AF395653

Dᵣ MICHEL CARAËS
DE L'UNIVERSITÉ DE PARIS

LA PHLÉBITE DES MEMBRES

Complication de l'Infection blennorrhagique

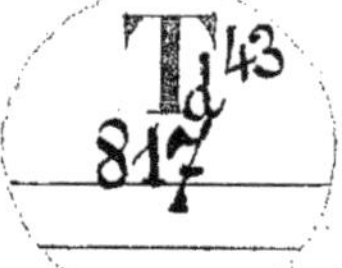

PARIS

Jules ROUSSET

36, RUE SERPENTE

1901

Dr Michel CARAËS

DE L'UNIVERSITÉ DE PARIS

—oo—

LA PHLÉBITE DES MEMBRES

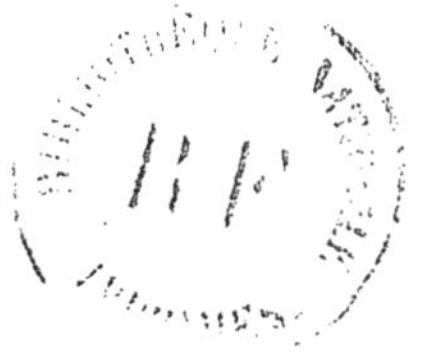

Complication de l'Infection blennorrhagique

PARIS

Jules ROUSSET

36, RUE SERPENTE

—

1901

A LA MÉMOIRE DE MA MÈRE

A MON PÈRE

A MES FRÈRES ET SŒURS

A MES AMIS

A MES MAITRES DANS LES HOPITAUX

MONSIEUR LE PROFESSEUR GUYON

Professeur à la Faculté de médecine de Paris,
Chirurgien de l'hôpital Necker,
Membre de l'Institut (Académie des sciences)
et de l'Académie de médecine
Officier de la Légion d'honneur

INTRODUCTION

Considérée comme affection locale ou comme maladie
générale, la blennorrhagie est féconde en manifestations
variées. Que, pour pénétrer dans l'organisme, le gonocoque de Neisser ait suivi la voie régulière qui est l'urèthre chez l'homme, le vagin chez la femme, ou qu'il ait
emprunté un chemin détourné et anormal comme l'œil,
le canal ano-rectal, la bouche ou les narines, « la blen-
norhagie, dit Marcel Sée, peut rester cantonnée à l'organe primitivement atteint, en d'autres termes, cette
blennorrhagie primitive peut être simple, non compliquée.
Ou bien elle donne lieu à des complications, et cela de
diverses manières. Ces complications peuvent se déve-
lopper comme l'affection primaire, par inoculation directe
du pus à un autre organe. Elles peuvent résulter de
l'extension du foyer primitif, soit par contiguïté (complications de voisinage), soit par continuité (complications
ascendantes ou descendantes). Elles peuvent enfin résulter d'un passage de l'agent pathogène, quel qu'il soit,
dans la circulation générale, c'est-à-dire en somme d'une

généralisation de cet agent : ainsi s'engendrent les accidents à distance, qu'il est permis d'appeler *métastatiques*, si l'on n'attache pas à ce mot le sens précis que lui donnaient les idées anciennes. »

Parti de l'urèthre chez l'homme, le processus blennorrhagique s'étend d'une part en profondeur à travers les parois uréthrales, d'autre part en surface le long du canal. Lorsqu'il dépasse l'urèthre, il en résulte des complications. Dans le premier cas, la propagation se fait par contiguïté, dans le second par continuité le long du tractus génito-urinaire : les complications de continuité, constituant la blennorrhagie ascendante peuvent d'ailleurs atteindre soit les organes génitaux, soit les organes urinaires.

Chez la femme, la blennorrhagie inoculée au vagin crée des complications homologues, le plus souvent génitales.

Dans les cas où le microbe a envahi le sang, presque tous les organes peuvent être atteints. L'appareil circulatoire est un des plus exposés. Nous avons précisément l'intention d'étudier dans ce travail une des complications vasculaires de la blennorrhagie, la phlébite. Qu'il soit bien entendu toutefois que nous laisserons volontairement de côté les phlébites viscérales (veine dorsale de la verge, veines vaginales, etc.), dont l'histoire clinique est absolument particulière et rentre dans celle des complications viscérales de la blennorrhagie. Nous ne nous occuperons donc à proprement parler que de la phlébite des membres.

Il nous a été donné de réunir vingt et une observations, dont une, inédite, est due à l'obligeance de M. Audard, interne des hôpitaux de Paris.

Mais avant d'aborder notre modeste sujet, nous avons à remplir un devoir : dire notre reconnaissance envers les Maîtres de la Faculté de Paris qui nous ont guidé dans nos études médicales et présenter nos respectueux remercîments à MM. les professeurs Tillaux, Le Dentu, Pinard, à MM. Campenon, Cuffer, André Petit.

M. le professeur Guyon nous a fait le grand honneur d'accepter la présidence de notre thèse ; nous le prions de bien vouloir agréer nos remercîments sincères.

Historique.

En 1867, la pathogénie des arthropathies survenant au cours de la blennorrhagie avait passionné le monde savant.

La discussion célèbre soulevée, à la Société médicale des hôpitaux, par Peter, et à laquelle Fournier, Féréol, Hervieux, Pidoux, Lorain et Guéneau de Mussy avaient pris une part si brillante, avait attiré à ce point l'attention que la question, couronnée de fleurs oratoires, était devenue littéralement « à la mode », et que les thèses inaugurales sur le rhumatisme articulaire affluaient à la Faculté. Ce fut précisément dans l'un de ces travaux paru en 1868 que Vœlker, élève de Demarquay, rapporta la première observation connue de phlébite blennorrhagique; la thèse avait pour titre « Arthrite blennorrhagique », et l'observation publiée avait été recueillie par Vœlker lui-même dans le service de son maître Demarquay à la Maison de Santé. « Nous apportons, dit cet auteur, à ce tableau du rhumatisme blennorrhagique un nouvel élément et nous pensons que dans quelques circonstances on a même pu observer la lésion de la membrane interne des veines, lésion manifestée dans les membres inférieurs par la phlegmatia alba dolens. »

On dit partout que durant la même année 1868, le 20 octobre, Empis rapporta dans la *Gazette des Hôpitaux* un cas de phlébite blennorrhagique. Mais en lisant attentivement les deux observations qui ont fait l'objet de la leçon clinique publiée dans le numéro du journal paru à cette date, nous n'y trouvons incriminé que le rhumatisme articulaire aigu franc. D'autre part, dans le texte d'Empis publié par la *Gazette des Hôpitaux*, on rencontre cette phrase : « Lors de son entrée à la Pitié, il y avait près de trois semaines que son rhumatisme s'était réveillé avec acuité. A notre première visite, nous constations chez elle un rhumatisme polyarticulaire aigu, sans manisfestation cardiaque. Elle fut traitée, comme la précédente, par le sulfate de quinine. »

Or l'année suivante, en 1869, Lelong soutint une thèse intitulée « Etude sur l'artérite et la phlébite rhumatismales aiguës » ; il y donne avec un court aperçu sur la phlébite blennorrhagique une observation recueillie par Fouilloux, et voilà que dans ce travail, malgré la conviction que l'auteur affiche de ne pouvoir « mieux faire que de reproduire les observations telles que M. Empis les a données lui-même », nous trouvons cette autre phrase : « Lors de son entrée à la Pitié il y avait près de trois semaines que son rhumatisme s'était réveillé avec acuité. A notre première visite, nous constations chez elle un rhumatisme polyarticulaire aigu, sans manifestation cardiaque. *Nous découvrions en même temps un écoulement blennorrhagique qu'elle fait remonter à cinq semaines.* Elle fut traitée comme la précédente par le sulfate de quinine. » Lequel des deux textes adopter? Suivant qu'on choisit l'un ou l'autre, la question change du tout au tout. En un seul point de son article, Empis dit très incidemment : « Si dans les phlegmasies pelviennes, on peut, jusqu'à un certain point, expliquer l'apparition de ces phlébites oblitérantes par la propagation de l'irritation phlegmasique des veines pelviennes à celles des membres inférieurs, la même théorie ne saurait être appliquée aux phlébites qui surviennent dans le cours de la pneumonie et de la pleurésie ; elle ne saurait non plus convenir à propos des phlébites qui s'observent dans les cachexies propres aux maladies chroniques. » Mais rien dans tout son article ne permet de penser un seul instant qu'il ait songé à mettre en cause la blennorrhagie pour expliquer le développement de l'une ou l'autre phlébite dont il rapporte les observations et qu'il attribue franchement au rhumatisme vrai. Y a-t-il là une erreur commise involontairement par Lelong et qu'ont répétée sans contrôler les auteurs venus après lui ? Nous ne savons comment expliquer cette différence de textes et d'interprétations. Quoi qu'il en soit, il nous a paru intéressant de la signaler au seul point de vue historique.

En 1875, Vidart consacre un court chapitre de sa thèse à la phlébite blennorrhagique et rapporte une observation recueillie par Moret à l'hôpital Temporaire dans le service de Martineau. Et il dit : « En lisant les auteurs, nous avons trouvé un seul cas de phlébite consécutive à la blennorrhagie », puis il cite le cas de Vœlker, il ne tient donc aucun compte de l'observation de phlébite blennorrhagique si obligeamment attribuée à Empis.

Besnier, dans son article sur le rhumatisme, dans le dictionnaire de Dechambre (1876), ne consacre à la phlébite que ces quelques mots : « Rare dans le rhumatisme primitif, la phlébite paraît également avoir été observée, mais à titre exceptionnel dans le rhumatisme blennorrhagique », il cite à ce sujet la thèse de Vidart.

Talamon, dans son article sur le rhumatisme blennorrhagique (*Revue de méd. et de chir.*, 1878), après avoir démontré que les observations, à propos de l'existence d'une relation entre la blennorrhagie et certaines éruptions cutanées, ne sont pas très nombreuses et qu'il est besoin de nouveaux témoignages, ajoute : « Nous en disons autant au sujet de la phlébite du rhumatisme blennorrhagique. Vœlker en cite un cas et Vidart un autre. Dans les deux cas, il s'agit d'une phlébite de la saphène interne; chez le malade de Vœlker, les deux saphènes furent prises successivement. On ne saurait rien conclure de ces deux faits isolés. » En 1880, Viccaji reproduit dans sa thèse le cas de Fouilloux.

Thomas (*Thèse* de Bordeaux, 1882) n'ajoute a l'étude de la phlébite aucun élément nouveau : « Cet accident, dit-il, qui est relativement assez fréquent dans le cours du rhumatisme ordinaire, a été signalé pour la première fois par Vœlker dans sa thèse inaugurale sur le rhumatisme blennorrhagique. Depuis nous ne connaissons qu'une seconde observation due à M. Vidart. »

Le 30 mai 1885, le journal *The Lancet* publie, dans le compte-rendu de la Société pathologique de Londres, une observation due à Bilton Pollard et contenant une description très écourtée des lésions anatomo-pathologiques rencontrées à l'autopsie.

Le 16 octobre 1886, le même journal publie un cas observé par French Banham.

En 1887, paraît la thèse de Martel intitulée « De la phlébite dans le cours du rhumatisme blennorrhagique », travail important qui renferme quatre observations inédites, dont deux personnelles et deux autres dues à Hamonic et à Le Roy.

En 1888, dans une thèse soutenue devant la Faculté de Montpellier, Stratigopoulos nous donne trois observations nouvelles dont deux communiquées par Tédenat.

En 1889, observation de Perrin au Congrès de dermatologie tenu à Paris.

En 1894, Eraud publie un cas dans les *Annales de dermatologie*.

Le 7 décembre 1895, dans la *Presse médicale*, Gouget fait paraître un article intéressant sur la phlébite blennorrhagique et une observation inédite.

Les thèses de Patoir (Lille, 1892), de Souplet (Paris, 1893), de Marcel Sée (Paris, 1896) viennent ensuite élucider la pathogénie des complications de la blennorrhagie envisagée comme maladie générale.

En 1896, thèse d'Espagnac consacrée à « l'Etude de la phlébite blennorrhagique » ; elle contient seize observations.

En 1898, thèse de d'Acheux sur « la Phlébite blennor-rhagique » ; une observation de Monteux et Lop.

Signalons, en 1900, l'article et les deux observations publiées par Batut.

Si, depuis la thèse de d'Acheux, l'inflammation des veines d'origine blennorrhagique n'a point inspiré de travail spécial de quelque étendue, les nombreux mé-moires consacrés aux infections généralisées dans la blen-norrhagie, le rapport lu par Lesser à la Section de dermatologie du Congrès international de médecine de 1900, les discussions qui l'ont suivi, l'article de Balzer, paru dans le *Journal des Praticiens* ont singulièrement éclairci la question pathogénique en ce qui touche la phlébite comme en ce qui regarde les complications à distance de la gonococcie.

Etiologie

Pour avoir une phlébite blennorrhagique il faut avoir une blennorrhagie ; c'est là la condition primordiale et *sine quâ non.*

Mais à côté de cette grande cause, indispensable au développement de la complication qui nous occupe, il est d'autres causes moins importantes sans doute mais qui ont encore leur part d'action dans la genèse de la phlébite ; causes prédisposantes sans relation directe peut-être avec la localisation de l'infection gonococcique sur les veines, causes déterminantes qui agissent de concert avec la blennorrhagie pour amener chez un individu prédisposé la fixation de l'infection sur une plus ou moins grande étendue du système veineux.

Le *sexe* joue un rôle important ; par exemple sur les 21 cas de phlébite gonorrhéique qu'il nous a été donné de réunir, nous voyons que 14 fois la maladie a atteint l'homme et qu'elle n'a frappé la femme que 7 fois. On sait que le sexe a la même influence sur le développement du rhumatisme blennorrhagique. N'y a-t-il pas là qu'une

2

apparence ? La blennorrhagie se dérobe si souvent aux investigations chez la femme !

A côté du sexe, l'*âge* a aussi une grande influence parce que, comme le dit Stratigopoulos, « si la chaude-pisse ne respecte aucun âge et aucune position sociale, elle n'en est pas moins plus fréquente à l'âge où il y a le plus de célibataires, que la passion pousse à des commerces génésiques impurs et contagieux. » Il s'ensuit que c'est de 18 à 35 ans qu'on observe le plus de phlébites blennorrhagiques.

La *profession* varie, chez les sujets atteints, d'un individu à l'autre et parait sans importance étiologique. Un métier toutefois qui expose l'homme qui l'exerce aux fatigues violentes, à l'action continue du froid humide ne doit peut-être pas être regardé comme tout à fait indemne.

Les *maladies antérieures*, qui ont affaibli l'organisme, facilitent la production des complications à distance dans l'infection gonococcique. Il est notoire que les manifestations articulaires, dans le pseudo-rhumatisme infectieux, se produisent plus fréquemment chez les personnes qui ont eu des attaques antérieures de rhumatisme vrai ou présentent une disposition héréditaire au rhumatisme. La même constatation parait devoir s'imposer en matière de phlébite blennorrhagique.

Une *affection antérieure de la veine* (*phlegmatia alba dolens*, par exemple), l'existence de *varices* créent un locus minoris resistentiæ où le gonocoque a plus de chance de frapper ses coups avec succès. Le rhumatisme blennorrhagique atteint de préférence les articulations qui ont été le siège d'accidents pathologiques, tels qu'une entorse, une arthrite a frigore ou traumatique. N'y a-t-il pas lieu d'établir un rapprochement entre ces deux ordres de faits ?

Quant au siège de la phlébite blennorrhagique, il est bien établi qu'elle atteint de préférence les veines du membre inférieur, et parmi celles-ci la saphène interne en particulier. Ainsi, dans la statistique d'Espagnac, nous voyons que la phlébite s'est étendue :

Douze fois à la saphène interne,

Sept fois à la fémorale,

Trois fois à la jambe,

Deux fois dans les veines sous-cutanées abdominales,

Deux fois dans les veines du bras,

Une fois dans chacune des veines suivantes : iliaque primitive, iliaque interne, radiale et cubitale.

Cette préférence pour les veines des membres inférieurs s'explique pour diverses raisons qui n'ont pas une égale valeur.

1º Il est démontré que l'inflammation, quelles qu'en soient la cause et la nature, est plus fréquente dans les veines des membres inférieurs, sans doute à cause des difficultés plus grandes de la circulation dans ces veines et de la fréquence plus considérable chez elles de la dilatation variqueuse.

2º La communication des vaisseaux de la verge avec la sous-cutanée abdominale et la saphène nous semble plus importante : dans bien des cas l'inflammation s'étend par continuité des vaisseaux péniens, où elle est assez fréquente, aux veines saphène et sous-cutanée abdominale.

3º Enfin, l'inflammation des ganglions lymphatiques du pli de l'aine, qu'elle précède ou suive la chaudepisse, peut par la compression qu'elle exerce sur les veines saphènes y créer un ralentissement de la circulation et favoriser ainsi la production de la phlébite, sans compter aussi que par contiguïté l'inflammation des ganglions peut retentir sur la paroi veineuse.

La phlébite apparaît le plus généralement du 15e au 45e jour de la blennorrhagie, à cette période où l'on voit le plus habituellement survenir les manifestations qui indiquent que l'infection est devenue générale, de locale qu'elle était primitivement.

D'ordinaire la phlébite n'est pas un élément isolé de l'affection générale. Phénomènes généraux, douleurs ou gonflements articulaires la précèdent d'habitude de quelques jours.

Aux causes prédisposantes que nous avons énumérées, s'ajoutent les causes déterminantes d'action d'ailleurs souvent problématique : froid, fatigue, traumatismes de divers ordres, contusions de la région qui va devenir le siège de la phlébite.

On voit combien d'obscurités présente encore l'étiologie de la phlébite gonorrhéique ; l'étude de la pathogénie nous éclairera davantage sur le mécanisme de cette complication peu étudiée encore.

Pathogénie.

La blennorrhagie peut infecter l'organisme et se comporter comme une maladie générale ; c'est là une opinion maintenant bien assise et dont il serait téméraire de contester le bien fondé. D'ailleurs à ceux qui seraient tentés de ne voir dans l'infection gonococcienne qu'un accident local tout au plus préjudiciable, actuellement ou pour l'avenir, à l'organe primitivement atteint, par exemple une inflammation gênante de la muqueuse uréthrale ou vaginale qui souvent fait de l'homme un futur urinaire, de la femme une véritable infirme, il serait aisé d'opposer de nombreux arguments convaincants, à l'appui de cette hypothèse de la blennorrhagie envisagée comme maladie générale. Et d'abord l'état général des blennorrhagiques en dehors de toute complication : Souplet a insisté sur ces signes généraux, légers dans la plupart des cas, perceptibles surtout dans les formes intenses, mais que la souffrance, le changement de régime, ni même une suppuration vulgaire aussi localisée que l'est celle de l'urèthre, ne suffisent pas toujours à expliquer : courbature, état gastrique léger, pâleur. A rapprocher de ces phénomènes généraux, est l'albuminurie si fréquente dans la blennorrhagie. D'autre part dans ces dernières années, les faits se sont multipliés de manifestations de la blennorrhagie développées à distance du point d'implantation du microbe causal.

Les localisations de l'infection sur l'appareil locomoteur, arthrites, synovites tendineuses, périostites, périchondrites, constituant à proprement parler le rhumatisme blennorrhagique sont parmi les plus anciennement connues. Toutes les parties du système nerveux ont été touchées par la blennorrhagie : les méninges qui entourent la moelle comme celles qui enveloppent l'encéphale, le système nerveux périphérique ; à des exemples de ces complications, nous pourrions ajouter des observations de troubles trophiques, d'exanthèmes à forme angioneurotique (érythèmes simples, noueux ou polymorphes, urticaire, purpura). Péritoine, péricarde, plèvre ont été assez fréquemment frappés ; le tissu conjonctif sous la forme d'abcès, le système lymphatique sous l'aspect de lymphangites et d'adénites. L'appareil circulatoire a surtout subi les assauts du gonocoque, et les cas publiés d'endocardite sont déjà assez nombreux.

La blennorrhagie peut donc être regardée comme une maladie générale. Mais quelle est la pathogénie des complications nées loin du point d'inoculation du gonocoque? Autrefois, à l'époque où les manifestations articulaires principalement étaient à l'étude, on avait fait pour expliquer leur genèse les suppositions les plus variées, et nul doute que si les manifestations de l'infection gonococ-

cienne siégeant sur d'autres organes que les articulations
sur les veines en particulier, eussent été entrevues ou
connues par les médecins qui vivaient à une époque où
le microscope ne régnait pas autant en maître dans les
discussions pathogéniques qu'à l'heure présente, nul
doute que ceux-ci leur eussent prêté le même mode de
développement.

« Sans se préoccuper, dit Besnier, de ce que nous
ignorions très généralement *comment* un grand nombre
des causes morbides de tout ordre produisent leurs
effets, on a essayé de résoudre catégoriquement la question de savoir par quel mécanisme la blennorrhagie don-
nait lieu aux accidents rhumatismaux consécutifs,
et l'on a invoqué la *métastase* (Selle, Swédiaur et beaucoup d'autres), la *sympathie organique* (en dernier lieu,
Rollet), *l'action réflexe* (Fournier), *l'absorption du
principe virulent* de la blennorrhagie (de Castelnau),
l'infection pyémique, la résorption « l'absorption lente
du pus à la surface des muqueuses enflammées et l'em-
poisonnement pyémique du sang qui en résulte » (Emile
Diday, élève de Lasègue).

« Aucune de ces conceptions n'a pu rallier autour
d'elle une majorité consistante, aucune n'a pu s'imposer...

« La théorie, soutenue par Lasègue, de la résorption et
d'une altération du sang produite secondairement, qui
tiendrait les manifestations rhumatismales sous sa dé-
pendance, ne laisse pas que d'être séduisante, mais elle
ne peut s'appuyer vraiment que sur des études hématologiques directes qui font encore défaut, et il resterait

toujours à déterminer pourquoi cette résorption en réalité si rare chez la généralité des blennorrhagiques est si
assurée chez quelques-uns. »

Aujourd'hui, aux lumières de la bactériologie, toute
cette question si obscure de la pathogénie s'est vivement
éclaircie. Les études hématologiques directes souhaitées
par Besnier ont été entreprises et ont fourni des résultats
probants, et si l'étiologie n'est pas encore aussi nette
qu'on le pourrait désirer, si les causes prédisposantes à
la généralisation de l'infection gonococcique ne sont pas
suffisamment élucidées, s'il nous est impossible de dire
pourquoi cette infection ne se manifeste que dans un
nombre relativement peu élevé de blennorrhagies, la
cause déterminante est maintenant bien établie, sa nature, ses aspects multiples sont hors de conteste.

« L'infection blennorrhagique générale, dit Balzer,
est causée par le virus de la blennorrhagie, gonocoque
et toxines, qui pénètre dans la circulation. » Les microbes pyogènes peuvent aussi se trouver associés ou
surajoutés au gonocoque.

Gonocoque. — Le miscroscope nous montre d'abord
le gonocoque traversant les couches de la muqueuse où
il s'est implanté, et arrivant aux vaisseaux. Le mouvement
de sécrétion et d'exsudation séro-leucocytique tend à le repousser vers la surface de la muqueuse. Mais il peut à un
moment donné pénétrer à travers la paroi du vaisseau,
soit à l'état libre, soit inclus dans les leucocytes.

L'endovascularite peut opposer parfois une barrière à
l'invasion gonococcique, mais celle-ci peut avoir lieu
souvent sans qu'il se produise en apparence aucun phé-

nomène local indiquant ce processus de défense de l'organisme.

Les localisations métastatiques de l'infection peuvent être d'une redoutable gravité ; quelquefois l'atténuation des symptômes peut être telle que l'on doit se demander si bon nombre d'infections généralisées ne passent pas inaperçues.

La voie principale suivie par le gonocoque pour infecter l'organisme est celle des vaisseaux sanguins. Le gonocoque a été vu dans l'endothélium des parois vasculaires (Wertheim), sa *présence dans le sang*, plusieurs fois constatée dans ces dernières années (Thayer et Blumer, Ahman, Jullien et Sibut, Colombini, Panichi, etc.), a fourni une preuve décisive de l'infection générale.

Cette preuve a d'ailleurs été fournie maintes fois par les nombreuses constatations de la présence du gonocoque dans les synoviales articulaires et tendineuses, dans le cœur, dans les abcès sous-cutanés, et dans plusieurs autres localisations de l'infection générale blennorrhagique...

Gonotoxine. — Les injections faites par Wasserman, de culture de gonocoques, vivants ou morts et séparés du milieu de culture, dans le péritoine de la souris, provoquent dans les deux cas la mort de l'animal. Wasserman, Gross et Kraus, Nicolaysen, Laitinen, Scholtz, Moltchanoff croient que la toxine est contenue exclusivement dans le corps même du gonocoque. Le filtrat des cultures est inoffensif, tandis que l'injection sous-cutanée des gonocoques morts provoque des accidents fébriles et inflammatoires chez les animaux et chez l'homme.

Selon De Christmas, la toxine contenue dans le corps des gonocoques ne diffuse pas dans le liquide de culture après leur mort : elle est le résultat d'un processus vital du gonocoque, variable suivant son développement et les qualités du milieu de culture. Avec lui, Schæffer. Fonseca. Panichi, admettent que la gono-toxine existe dans le milieu de culture filtré. Cette toxine est très active et tue le cobaye en quelques heures par injection intra-cérébrale très faible. De Christmas est arrivé à immuniser les animaux et à obtenir une antitoxine qui peut neutraliser les effets de la toxine.

Dans les manifestations locales, les effets de la gono-toxine s'ajoutent à ceux du gonocoque ; elle paraît même tenir la place principale dans la genèse de certains symptômes inflammatoires.

Dans l'infection générale, il est possible que son rôle puisse être séparé de celui du gonocoque, et qu'il s'exerce parfois d'une manière indépendante ; en d'autres termes, certaines manifestations seraient dues à l'intoxication plutôt qu'à l'infection.

Microbes associés ou surajoutés au gonocoque. — L'association microbienne peut se produire d'emblée ou bien être secondaire. D'après les faits cliniques et expérimentaux, les associations microbiennes aggravent notablement le pronostic de l'infection générale blennorrhagique. Les microbes qui ont été le plus souvent rencontrés sont les suivants : staphylocoque blanc et doré, streptocoque, coli-bacille, pneumocoque, bacille de Koch, microbes divers, bacille pyocyanique, cocci, saprophytes des voies génito-urinaires, etc.

Il se peut aussi que ces infections se produisent directement dans les voies génito-urinaires, favorisées par le gonocoque, mais sans son association. Elles peuvent enfin être post-gonococciques, se produire après la disparition du gonocoque et quelquefois même par une autre porte d'entrée que les voies génito-urinaires (phlegmons, escarres, etc.)...

Le rôle des microbes associés ou surajoutés au gonocoque est sans doute considérable, mais les observations de plus en plus nombreuses montrent que le gonocoque, même seul, peut réaliser les manifestations diverses de l'infection générale blennorrhagique.

Nous avons ainsi exposé, d'après Balzer, la pathogénie générale des complications à distance de la blennorrhagie pour mieux montrer quelle place occupe parmi elles au point de vue du mode de développement, la phlébite des veines des membres.

« L'agent de la phlébite, dit Gouget, est évidemment microbien. Mais est-ce le gonocoque lui-même ou un microbe d'infection secondaire ? L'examen bactériologique de la veine enflammée pourrait seul trancher la question, mais on n'est guère autorisé à le pratiquer sur le vivant. Pourtant, dans deux cas, Tédenat aurait trouvé le gonocoque dans la veine enflammée. A défaut de cet examen direct, quelques auteurs se sont contentés d'examiner le sang à distance de la veine atteinte. Hamonic trouva ainsi « des sphérules réfringentes, douées de mouvements giratoires, actifs, quelquefois accouplées deux par deux, et

se colorant énergiquement par le violet 6 B ». Cette description est malheureusement insuffisante ; en particulier, l'absence de la réaction de Gram ne permet pas
d'admettre en toute certitude qu'il s'agissait bien du
gonocoque. L'examen de Le Roy fut encore bien plus
incomplet : il dit seulement avoir trouvé dans le sang
« quelques cocci semblant doués de mouvements, et se
colorant par le violet de méthyle ». Enfin, dans notre
cas, l'examen et l'ensemencement du sang du doigt sont
restés négatifs.

Aussi ne saurait-on adopter aucune conclusion ferme.
On peut, en considérant les deux cas de Tédenat, et étant
donné que la possibilité du passage du gonocoque dans
le sang est aujourd'hui hors de doute, reconnaitre à ce
microbe la faculté de produire une phlébite ; mais, en
raison de la fréquence des infections secondaires chez les
blennorrhagiques, on ne saurait affirmer, et l'on a même
tout lieu de douter, qu'il soit la cause de toute phlébite,
observée au cours d'une blennorrhagie.

Reste à savoir comment l'agent infectieux (gonocoque
ou autre) arrive à la veine. A cet égard, il faut, sans
doute, établir des différences d'un cas à l'autre. Lorsque
la phlébite siège aux membres inférieurs, il est probable
que le mécanisme de son développement est, en général,
le même que pour la phlegmatia puerpérale. L'agent infectieux se propage de proche en proche, des veines de l'appareil génito-urinaire (urèthre, prostate, testicule, vagin,
utérus) à l'hypogastrique, à l'iliaque externe, à la crurale
et à la saphène interne. Pourtant ce mécanisme n'est
peut-être pas toujours le vrai. Il y a lieu de remarquer,

en effet, que presque tous les cas de phlébite blennorrhagique se montrent accompagnés de déterminations articulaires. Six fois, notamment, l'arthrite siégeait sur le même membre que la phlébite et l'avait manifestement précédée. On peut se demander, en pareil cas, si l'agent infectieux ne s'est pas propagé à la veine par les veinules partant de l'articulation atteinte.

Enfin, lorsque la phlébite siège loin de toute autre localisation blennorrhagique, il faut bien admettre le transport à distance de l'agent infectieux par la circulation générale. »

Anatomie pathologique.

Il est impossible d'écrire actuellement un chapitre sur
l'anatomie pathologique de la phlébite qui vient compli-
quer l'infection blennorrhagique. La mort étant une
terminaison exceptionnelle de cette complication, les
autopsies font défaut. Dans le cas de Bilton Pollard où
l'examen du cadavre a été pratiqué, on n'a noté que le
siège, l'étendue et l'aspect des caillots, renseignement
plutôt insuffisant; quant à l'histologie pathologique des
parois de la veine enflammée ou du coagulum qu'elles
entouraient, elle a été complètement laissée de côté.

Il paraît bien vraisemblable que les choses se passent
comme pour la phlegmatia alba dolens d'origine puerpérale : les gonocoques ou les microbes associés amènent
un dépoli de la paroi interne de la veine, et sur les
légères aspérités ainsi développées, la fibrine du sang se
dépose pour constituer le caillot. Mais encore une fois
si probable que soit cette supposition, elle n'en constitue
pas moins une simple hypothèse qui aurait besoin d'être

consacrée par des examens microscopiques répétés. Il en est de même pour cette autre opinion émise par Eraud : « Il semble toutefois, dit-il, qu'on puisse avancer que la phlébite ne se localise pas d'une façon absolue sur un point ; le caillot migrateur ou mieux la coagulation se produit dans différents points, successivement et par degrés. »

Symptômes. — Marche. — Durée.
Terminaison.

Les symptômes de la phlébite blennorrhagique sont analogues aux symptômes des autres variétés de phlébite non suppurée.

D'ordinaire cette complication ne débute point d'emblée ; mais du 15ᵉ au 40ᵉ jour de l'écoulement, apparaissent quelques phénomènes généraux, indice évident du passage de la blennorrhagie de l'état de maladie locale à celui d'infection générale ; ce sont des malaises, de l'inappétence, des nausées, des courbatures, un état saburral de la langue. quelques frissons petits et répétés, de l'accélération du pouls et une légère ascension de la tem-pérature. Ou bien se manifestent les signes du rhuma-tisme blennorrhagique : douleur localisée à une ou plu-sieurs jointures, synovite tendineuse, sciatique, etc. Ou bien encore aux symptômes généraux ou aux phénomènes articulaires peuvent venir s'ajouter des éruptions, comme dans un cas observé et relaté par Martel.

Un certain nombre d'auteurs ont établi, presque comme

une règle sans exceptions que, lorsqu'une complication survient dans le cours de la blennorrhagie, l'écoulement uréthral est supprimé, ou du moins change totalement de caractère. Y a-t-il là vraiment un phénomène constant ? « On croyait autrefois, dit Fournier, que l'invasion du rhumatisme était nécessairement marquée par une diminution notable et même par une suppression complète de l'écoulement. De là, cette déduction doctrinale que les accidents articulaires étaient le résultat d'une métastase s'opérant de l'urèthre sur les jointures. De là, aussi comme conséquence pratique, l'indication de rappeler la fluxion vers l'urèthre pour délivrer les synoviales. » Or « peut-être dans les deux tiers des cas, l'écoulement reste ce qu'il était. » Ne pourrait-on pas appliquer à la phlébite ce qui vient d'être dit du rhumatisme ? Phlébite et rhumatisme ne sont-ils pas en effet des manifestations d'une seule et même infection ?

Qu'elle ait été ou non précédée de symptômes généraux, articulaires ou cutanés, la phlébite s'annonce par des douleurs et de la gêne des mouvements dans le membre atteint.

La *douleur*, correspondant surtout à la partie du membre atteinte de phlébite, est continue, mais habituellement vague, diffuse, peu intense ; quelquefois c'est une sensation de tension douloureuse ; à son maximum, le long de la veine affectée, la douleur s'irradie parfois sous forme de picotements, d'élancements, de fourmillements dans le sens des diverses ramifications secondaires de la veine principale. Se manifestant même quand le membre est au repos, elle rend bientôt la marche et la station debout impossible ; elle est d'autre part notablement exaspérée par la pression.

« Il est probable, dit Stratigopoulos, que cette douleur vient de la congestion inflammatoire de l'adventice où sont de nombreuses ramifications nerveuses, soit que ces dernières soient comprimées concentriquement par l'exsudat périphérique, soit excentriquement par la dilatation des petits vaisseaux veineux intra-nerveux. »

La douleur peut demeurer durant quelques jours le seul symptôme de la phlébite, mais en général dès son apparition, on voit survenir de l'*œdème* malléolaire qui s'élève peu à peu vers la jambe et même vers la cuisse : parfois en quelques heures, le membre tout entier peut devenir le siège d'un gonflement considérable. D'autres fois, la lésion restant localisée à la jambe, le mollet devient énorme, puis au bout de quelques jours la partie antérieure de la jambe et du pied enfle à son tour. Le gonflement qui varie avec le siège anatomique des lésions est aussi en rapport avec la perméabilité plus ou moins grande de la veine ; il est des cas, en effet, où la lumière du vaisseau n'est pas complètement oblitérée par le caillot. Il faut aussi tenir compte des sujets atteints : on observe tantôt un œdème mou sous-cutané avec tension modérée des téguments, tantôt un œdème dur, avec tension considérable des téguments sous lesquels peuvent se dessiner les veines bleuâtres ou rosées ; enfin, en cas de gonflement profond, les veines superficielles sont dilatées, mais la peau glisse sur les plans profonds et ne garde pas l'empreinte du doigt, le mollet offre au contraire une dureté et une rénitence profonde.

Par la palpation, on constate, exactement au siège anatomique des veines, des *cordons* durs, quelquefois légèrement bosselés auxquels correspondent les points les plus douloureux. Cette recherche est parfois assez difficile sur la veine fémorale, sauf près de l'aine ; mais il peut exister sur le trajet du vaisseau une bande rosée, large de deux ou trois travers de doigt. Dans la phlébite des veines profondes du mollet, la palpation ne saurait bien entendu être d'un grand secours.

En même temps que les symptômes fonctionnels, douleur, impotence, et que les symptômes physiques, œdème et cordon veineux, évoluent les phénomènes généraux qui ont marqué l'apparition de la phlébite : frissons répétés, anorexie, parfois vomissements, constipation plus ou moins prononcée. Le malade est abattu ; il a le teint pâle et souvent terreux. Le pouls est petit, régulier, fréquent. La température s'élève progressivement, surtout le soir, et après trois ou quatre jours, elle peut atteindre 40°. Les urines sont foncées et rares. La fièvre est surtout intense quand coïncident avec la phlébite des manifestations articulaires multiples ; en dehors de ce cas, elle manque souvent, et quand elle existe elle est peu accentuée.

La marche et la durée de l'affection sont variables. Dans les cas légers, douleur et gonflement diminuent d'une façon progressive pour ne disparaître en totalité qu'au bout d'un assez long espace de temps. Dans les cas ordinaires, c'est seulement au bout d'un mois et demi que phénomènes physiques et fonctionnels commencent à décroître ; quant aux symptômes généraux, ils diminuent habituellement dès la fin de la première semaine et ont totalement disparu le 20° jour. Le travail régressif qui se passe dans le caillot s'opère parfois si lentement que, dans certains cas, la guérison n'était pas encore complète au bout de cinq mois.

Des complications peuvent venir modifier l'évolution normale de la phlébite. Généralement localisée à un seul membre inférieur, celle-ci peut devenir bilatérale, et quelque temps après avoir envahi le membre abdominal, le processus infectieux peut frapper les vaisseaux du bras et de l'avant-bras.

La suppuration de la veine malade n'a jamais été observée ; il n'y a pas d'exemple de phlegmon ou d'abcès occasionné par la phlébite blennorrhagique.

L'embolie pulmonaire paraît assez exceptionnelle ; c'est elle qui a déterminé la mort dans le cas de Pollard, et, d'après Widal et Besançon, dans deux cités par M. Brouardel, l'un de phlébite des sinus prostatiques, l'autre de phlébite de la veine iliaque, qui ne rentrent pas à proprement parler dans notre sujet.

La phlébite blennorrhagique se termine donc par la guérison complète au bout de 2 à 3 mois dans la plupart des cas, avec persistance d'œdème et de gêne des mouvements pendant un temps plus ou moins prolongé dans quelques autres cas.

La guérison une fois obtenue, le malade n'est pas à l'abri des rechutes (cas de Hamonic) ; celles-ci peuvent se produire dans la veine atteinte antérieurement ou dans d'autres veines et à diverses reprises, prolongeant ainsi la durée de l'affection pendant un temps plus ou moins considérable.

Diagnostic et pronostic.

La douleur, le gonflement, l'induration le long du
cordon veineux font diagnostiquer l'existence de la
phlébite. On ne songe plus, en voyant apparaître ces
symptômes, aux diverses affections auxquelles les phénomènes généraux avaient fait penser : manifestations articulaires, névralgie rhumatismale, rhumatisme muscu-
laire. L'absence d'écorchure au niveau des extrémités,
l'étendue minime et le peu d'intensité de la coloration
rosée des téguments, l'œdème notable ont permis d'éli-
miner le diagnostic de lymphangite.

L'existence de la phlébite une fois reconnue, il faut
remonter à sa cause. Puerpéralité, grandes pyrexies et
fièvre typhoïde en particulier, cachexies, traumatisme,
froid seront laissés de côté après un examen complet ou
un interrogatoire sérieux des malades. On a donné de
nombreux caractères pour permettre de distinguer la
phlébite blennorrhagique de la phlébite due au rhumatisme articulaire aigu. Mais le vrai moyen de déterminer la vraie cause de l'inflammation veineuse consistera

dans une revue minutieuse des organes génitaux du sujet et l'examen microscopique de leurs sécrétions : la découverte de gonocoques dans le pus uréthral, vaginal ou utérin constituera la vraie base du diagnostic étiologique.

Le pronostic de la phlébite blennorrhagique est plutôt bénin : constance presque absolue de la guérison complète, exceptionnelle rareté de l'embolie ou de la suppuration.

« La phlébite blennorrhagique, dit Eraud, paraît de durée relativement courte et ne semble pas présenter de dangers aussi sérieux, aussi graves que les autres variétés de phlébites, tant au point de vue de l'état général qu'au point de vue de l'impotence du membre touché. »

Traitement.

Le traitement de la phlébite blennorrhagique comprendra deux parties :

1° Le traitement de l'affection veineuse.

2° Celui de la maladie causale.

Le malade gardera le lit jusqu'à la disparition complète des signes locaux de la phlébite. Le membre malade sera recouvert d'onguent napolitain, de liniments calmants laudanisés ou belladonnés, de cataplasmes, et immobilisé dans une gouttière tapissée d'une épaisse couche d'ouate. Peut-être l'application de compresses imbibées d'une solution saturée de chlorhydrate d'ammoniaque aurait-elle un effet résolutif appréciable. Pour les onctions ou au cours des pansements, le membre devra être touché avec une grande douceur, et, autant que possible, en dehors du trajet des veines, pour éviter de détacher un caillot qui pourrait ne pas avoir acquis une adhérence suffisante.

Il sera bon de s'occuper en même temps de l'état de

l'urèthre : on aura recours aux injections antiseptiques, au sublimé par exemple, et le moment utile venu, si l'état du tube digestif le permet, on emploiera les balsamiques.

Si au cours de la phlébite, les phénomènes généraux et la fièvre en particulier revètent un certain caractère de gravité, on pourra tenter d'administrer le salicylate de soude ou le sulfate de quinine.

Observations.

Observation I (inédite)

(Communiquée par M. Audard, interne des hôpitaux.)

La nommée D..., âgée de 27 ans, entre le 10 juillet 1897 à l'hôpital Broussais, salle Broca, n° 19, dans le service de M. le docteur Michaux. Elle vient pour des douleurs dans le bas-ventre qui ont débuté il y a six mois environ, mais se sont notablement accentuées depuis une quinzaine de jours.

Rien d'intéressant à noter dans les antécédents héréditaires ou personnels.

Jamais de maladie antérieure, pas de rhumatisme.

Réglée à 14 ans. Toujours bien réglée, seulement la malade avance de deux jours environ tous les mois.

Les dernières règles se sont terminées le 25 juin.

Pas de grossesse.

Il y a six mois, la malade a commencé à souffrir dans le bas-ventre, particulièrement du côté gauche, surtout le soir après les fatigues de la journée et le premier jour des règles.

La malade perdait depuis longtemps en blanc dans l'intervalle des époques menstruelles, mais depuis quinze jours environ, époque à laquelle les douleurs pelviennes ont subi une recrudescence, l'écoulement vaginal s'est modifié : de blanc qu'il était, il est devenu jaune verdâtre et empèse fortement le inge. La malade avait en même temps de légères poussées de fièvre le soir.

Le jour de l'entrée à l'hôpital, l'examen de la malade fournit les renseignements suivants :

A la palpation, l'abdomen est douloureux dans sa partie inférieure et surtout à gauche ; on ne sent rien d'anormal.

Toucher vaginal : Le vagin est chaud et humide. Le col utérin est irrégulier et légèrement induré. Les culs-de-sac vaginaux sont douloureux, surtout le gauche. L'utérus est peu mobile.

Au spéculum, le col apparaît fortement congestionné et légèrement exulcéré à gauche.

L'examen microscopique de la sécrétion vaginale permet d'y découvrir des gonocoques en assez grande abondance.

Langue blanche, anorexie absolue. Pouls bien frappé, mais un peu rapide. Température, 38° le matin et 38° 5 le soir.

Traitement : glace sur le ventre, injections vaginales au permanganate de potasse très chaudes.

La vaginite et la métrite évoluent normalement, le repos au lit et la glace calment les douleurs, l'antisepsie locale fait diminuer l'abondance des pertes.

Le 12 août, la température qui était la veille de 37° 2 le matin et de 37° 8 le soir monte le matin à 38° 4. La malade accuse en même temps une sensation de pesanteur dans le mollet droit, surtout à la partie postérieure. Léger œdème péri-malléolaire.

Le 13, les douleurs sont de plus en plus intenses, l'œdème a gagné en hauteur.

Les jours suivants, le gonflement fait des progrès sensibles et envahit la cuisse.

Le 17, le long de la saphène interne, on aperçoit une légère traînée rosée et on sent un cordon dur, bosselé.

On porte le diagnostic de phlébite blennorrhagique et on

immobilise le membre malade dans une gouttière de fil de fer fortement rembourrée d'ouate.

Le 20, sous l'influence de l'immobilisation, les douleurs ont rapidement perdu une grande partie de leur acuité.

La température qui était demeurée depuis le début aux environs de 38° le matin et de 38° 3 le soir avoisine maintenant la normale.

Le 15 septembre, toute sensation douloureuse ayant disparu, on enlève la gouttière. Le membre apparait complètement dégonflé mais on sent encore sur le trajet de la saphène un cordon légèrement induré.

Le 26, la malade se lève.

En même temps que la phlébite s'améliorait, métrite et périmétrite s'amendaientsous l'influence du traitement prescrit.

Observation II

(Observation recueillie à la Maison municipale de santé, service de M. Demarquay). *Thèse* de Vœlker, Paris, 1868, p. 71, obs. VIII.

Accidents blennorrhagiques; arthrite; sciatique; phlébites successives des deux membres pelviens. Guérison.

Le 17 décembre 1867, entre à la maison de santé, un malade adressé par M. J. Cloquet et dont le membre pelvien gauche a au moins doublé son volume normal.

X... est âgé de 35 ans, d'une taille élevée et d'une constitution robuste; mais il est pâle et lymphatique; son teint est très mat, presque olivâtre, et ses chairs sont un peu bouffies; il est Italien. Il a déjà éprouvé à plusieurs reprises, des attaques de rhumatismes, bien que ses parents ne soient pas sous l'influence de cette diathèse.

Atteint une première fois de blennorrhagie, il y a deux ans, le malade a ressenti à sa suite de vives douleurs musculaires dans les lombes et les bras ; elles ont cédé par le repos et la chaleur.

Au mois de juin dernier, à la suite du séjour de quelques heures dans une cave où il était descendu, couvert de sueurs, il a ressenti presque aussitôt de vagues douleurs siégeant pour la plupart dans les muscles du dos et de la cuisse gauche. Le lendemain, la douleur se localisait le long du nerf sciatique et plus tard, le doute était élevé ; les points douloureux de Valleix étaient on ne peut mieux marqués. Un traitement sévère fut institué et triompha bientôt des accidents douloureux de cette région. Néanmoins les douleurs reparurent un mois plus tard et on dut recourir aux applications répétées de vésicatoires volants et d'injections de morphine. Le mal fut tempéré, mais non complètement détruit. De temps en temps, sous certaines influences atmosphériques, la douleur reparaissait.

Enfin, après plusieurs périodes successives d'exacerbation et de rémission, le calme se rétablit vers le 10 octobre 1867.

Malheureusement pour le malade, Vénus le surveillait, et il fut doté d'une blennorrhagie, qu'il reçut le 2 novembre 1867 : assez abondante tout d'abord, elle se supprima presque entièrement sous l'influence immédiate d'une injection vineuse. Huit jours après, l'écoulement paraissant à l'état de goutte matinale, les douleurs vives se font de nouveau sentir dans la cuisse gauche, le long du nerf sciatique principalement. La fièvre s'allume, l'appétit se perd, l'insomnie survient et alors le malade se décide, le 17 décembre, à entrer dans le service de M. Demarquay.

17 décembre. La cuisse gauche est énorme ; elle a, à sa partie supérieure, un tel volume, qu'elle fait suite avec le bassin sans ligne de démarcation ; son augmentation est telle qu'au premier abord, sans voir la naissance de l'autre cuisse, on croirait que le corps se continue et que le membre pelvien prend naissance beaucoup plus bas. Un œdème considérable entoure le bassin, les lombes et la cuisse jusqu'au genou. A

partir de là, la jambe se termine en pointe et parait fusiforme. La douleur est vive à la pression surtout au niveau du grand trochanter et de l'articulation coxo-fémorale. Tout mouvement est impossible dans ce point et les fonctions du membre sont abolies. Insomnie, inappétence, fièvre légère, malaise général. « On enveloppe le membre d'ouate, après l'avoir oint de baume tranquille laudanisé. On recouvre avec de la toile gommée. Bordeaux, 250 gr. 2 degrés.

Le 20. Le même état s'est maintenu ; le diagnostic un instant suspendu est éclairé par M. Cloquet, qui soupçonne une arthrite coxo-fémorale gauche ; il est surpris de ne pas constater, en outre, un peu de phlébite. Même prescription.

Le 23. En pressant à la partie interne de la cuisse, on sent rouler sous le doigt un cordon dur et douloureux à la pression ; c'est la veine fémorale indurée, surtout sensible à la partie supérieure de la cuisse. Frictions sur la cuisse avec de la teinture de digitale, deux fois par jour ; épaisse couche d'ouate autour du membre.

Le 27. Le volume de la cuisse est toujours le même ; celui de la jambe semble augmenté ; cependant les douleurs y sont moins vives ; quelques mouvements provoqués sont possibles dans l'articulation coxo-fémorale gauche ; toute motilité est impossible dans la jambe du même côté où la douleur semble s'être concentrée, surtout au niveau des articulations fémoro-tibiale et tibio-tarsienne. Même traitement.

3 janvier 1868. L'œdème du membre a peu à peu disparu, à commencer par le haut de la cuisse. Aujourd'hui il en reste encore un peu à la région malléolaire ; plus de douleurs, appétit, sommeil.

Le 8. Le mieux allait croissant, le malade se disposait à se lever quand, hier soir, il a été pris de frissons et de fièvre. Ce matin, le pouls est encore vif, accéléré. Il n'y a plus rien cependant à la jambe gauche qu'un peu de desquamation furfuracée en certains points. Mais le malade se plaint d'une douleur erratique et intermittente, dont le maximum d'intensité siège au niveau de l'articulation coxo-fémorale droite. Rien d'anormal au cœur, aux poumons ou dans les organes digestifs. Julep gommeux avec 2 gr. teinture d'aconit. Bordeaux, 250 gr. Bouillons, potages. Eau gommée.

Le 10. Un œdème considérable s'est, depuis deux jours, montré au côté droit du malade ; il a envahi les régions fessière, iliaque, lombaire et crurale du côté droit ; le volume du membre pelvien, par suite, a considérablement augmenté. La douleur est vive au niveau de l'articulation surtout ; l'appétit est revenu, l'état général est bon. On enveloppe le membre d'une épaisse couche d'ouate, après l'avoir enduit de teinture de digitale ; une toile gommée et une bande maintiennent le tout. 250 gr. Bordeaux ; 1 degré. Julep gomme avec 30 gr. sirop diacode, tis. de gomme.

Les jours suivants, les mêmes phénomènes que ceux observés au membre pelvien gauche se passent du côté droit ; le cordon dur de la veine saphène est aussi sensible que celui du côté gauche ; la marche de l'œdème est absolument la même et l'on voit peu à peu la maladie marcher graduellement, atteindre son summum d'intensité, diminuer ensuite, tout comme l'avait fait le côté gauche. Le traitement a été aussi simple que la première fois, et, le 3 février, le malade sort guéri de la Maison municipale de santé.

OBSERVATION III

(Recueillie par M. Fouilloux, interne des hôpitaux, dans le service de M. Isambert. — *Thèse* de Lelong, page 133, observation XIII.)

Rhumatisme blennorrhagique. — Phlébites rhumatismales.

X..., âgé de 17 ans, apprenti boucher, entre le 6 février 1869, à l'hôpital de la Pitié, salle Saint-Michel, n° 14, dans le service d'Isambert.

Ce jeune homme s'est livré pour la première fois au coït, il y a un mois environ, et depuis il ne s'est pas aperçu que le coït fût suivi d'aucune conséquence fâcheuse pour sa santé. C'est seulement cinq jours avant son entrée à l'hôpital qu'il fut pris d'une céphalalgie violente accompagnée de nausées, de lumbago, etc.

Il y a deux jours, apparurent de la douleur et de la pesanteur dans le testicule gauche.

7 février. Le malade est dans l'état suivant : état saburral de la langue qui est rouge à la pointe et sur les bords, inappétence absolue, faciès rouge, céphalalgie vive, abdomen plutôt aplati que ballonné, un peu de gargouillement iléo-cœcal, contractions fibrillaires isolées du biceps. Pouls 100, température axillaire 38·6, respiration 28 par minute.

Tuméfaction du testicule gauche affectant principalement l'épididyme qui est très douloureux à la pression et spontanément surtout dans la portion déclive. Le cordon spermatique volumineux est également douloureux ; phimosis assez prononcé qui permet pourtant de découvrir le méat urinaire rouge d'où s'écoule une sérosité louche. Il existe du lumbago et une arthralgie polyarticulaire siégeant surtout sur les membres inférieurs et sur le membre supérieur droit qui, du reste, a été, il y a quelques jours, soumis à une cause de contusion assez violente.

Diagnostic : blennorrhagie, orchite blennorrhagique, rhumatisme.

Traitement : repos au lit, tisane de graine de lin, copahu et cubèbe, suspension du testicule malade à l'aide de la plaque de gutta-percha, trois sangsues sur le trajet du cordon.

Le 8 février, faciès rouge, peau chaude et sèche, température dans l'aisselle 40·2, langue blanchâtre, soif vive, trois selles liquides dans les 24 heures. Le testicule droit se prend à son tour. Œdème et coloration rouge du scrotum.

Epanchement douloureux du genou gauche. Gonflement douloureux et rouge du bras droit, avec sensation de cordon arrondi, noueux, le long du trajet de la veine humérale, membre arrondi en gigot. Douleur dans le côté droit.

Precription : émétique en lavage.

Le 9 février, épistaxis dans la journée, langue sèche, rouge à la pointe ; pouls 116 dicrote et dépressible. Respiration 32 dans un état typhoïde assez prononcé, le bras droit toujours aussi gonflé.

Prescription : sulfate de quinine 0,50. Vésicatoire sur le genou gauche.

Le 11 la fièvre est tombée, la langue est encore un peu sèche; le gonflement du bras est maintenant peu douloureux ; la rougeur disparaît ; la rénitence générale est moindre ; le membre est surtout œdémateux.

L'orchite est des deux côtés beaucoup moins volumineuse et moins douloureuse. La peau des bourses est le siège d'une desquamation étendue. L'écoulement uréthral est toujours insignifiant.

Le 12 même état ; l'orchite, surtout la gauche, est en voie de guérison rapide ; la tuméfaction du bras est de plus en plus œdémateuse ; on sent de plus en plus distinctement sur le trajet de la veine humérale un cordon dur, douloureux, et de loin en loin des nodosités saillantes.

Toujours sulfate de quinine 0,50. Sur les parties douloureuses, frictions d'onguent napolitain belladoné et cataplasmes.

Le 14, deux frissons de chacun dix minutes dans la journée l'un à trois heures, l'autre à cinq heures et demie du soir. Langue sèche, insomnie, soif vive. Pouls, 112 ; respiration, 34 ; température, 39°4.

L'orchite va toujours s'améliorant, l'écoulement n'augmente pas. L'empâtement du membre supérieur droit se limite en une tuméfaction œdémateuse de la face interne du bras. Vers la partie moyenne seule, une teinte bleuâtre, des restes d'ecchymose indiquent l'état phlegmoneux antérieur du membre et peut-être la contusion qu'il a subie. Mais, d'autre part, le membre inférieur, situé dans la demi-flexion et la rotation en dehors, est douloureux à la pression. Il est augmenté de volume, et il est le siège d'un empâtement général, sans rougeur à la peau. Sauf au niveau du point où la saphène se jette dans la veine fémorale, on n'y sent pas de cordon induré. De son côté, le membre inférieur droit est aussi immobile et douloureux à la pression. Il est dans l'extension et la rotation en dedans : pas de tuméfaction.

Le 13. Le gonflement du bras droit et de la jambe gauche diminue. Le membre inférieur droit devient plus douloureux, surtout au niveau du triangle de Scarpa, et quand on exerce une pression sur ce point. L'articulation tibio-tarsienne aussi est extrêmement sensible. Ce même jour, apparaît une gingivite et sur la paroi thoracique, une éruption copahique formée de taches rouges, irrégulières, légèrement saillantes, prurigineuses, disparaissant momentanément par la pression du doigt. Le malade porte d'ailleurs, d'ancienne date, de larges plaques de psoriasis au-devant de l'éminence tibiale antérieure, de chaque côté.

L'état général est encore assez mauvais. Pouls, 116, respiration, 36 : température, 39°6. Suppression du copahu.

Le 16, l'état général s'améliore : pouls, 112 ; respiration, 24.

Toutefois, le malade a encore eu six selles dans les 24 heures et deux légers frissons, l'un à 11 heures, l'autre à 4 heures. Langue humide : l'éruption copahique est toujours intense, elle s'accompagne maintenant d'une éruption miliaire abondante sur la partie recouverte de cataplasmes (membres supérieur droit et inférieur gauche). Sulfate de quinine.

Le 17, pouls, 95 ; respiration, 24. Le soir, il a eu, vers une heure, encore un léger frisson. L'éruption copahique pâlit ; l'éruption miliaire est dans tout son éclat ; le gonflement des membres diminue.

Le 18, pouls, 112, fort et plein ; respiration, 24 ; température, 39°2. L'œdème du bras droit, bien que limité à une portion peu étendue, est considérable en ce point. Le cordon formé par les veines est très appréciable au toucher. L'éruption reste stationnaire.

Le 21, un peu d'épistaxis et un léger frisson dans la journée d'hier.

Le 25, l'état général est satisfaisant : l'œdème du membre supérieur droit se limite de plus en plus à la partie interne du bras, mais les deux membres inférieurs sont complètement œdématiés du pied au pli de l'aine qui est le siège d'un engorgement ganglionnaire considérable de chaque côté ; la douleur y est très vive, mais elle est considérablement et rapidement diminuée par la suspension du membre dans une sorte de hamac à claire-voie ; elle reparait en même temps que l'engorgement, se prononce davantage quand on néglige quelque temps cette suspension. Le sacrum est érythémateux avec tendance aux eschares; toujours pas d'écoulement uréthral.

Le 2 mars, la santé va toujours s'améliorant : les symptômes de la phlébite du membre supérieur suivent la même marche décroissante ; l'engorgement des membres inférieurs diminue surtout à droite. Le genou gauche reste le siège d'un épanchement qui a nécessité le 27 février l'application d'un second vésicatoire. Julep avec teinture de colchique.

Le 8, l'état général est tout à fait satisfaisant. Le pouls seulement garde un peu de fréquence vers le soir, 120 pulsations.

Au bras droit, on ne sent plus que l'induration du tissu cellulaire sous-cutané, à la partie inférieure et interne ; la jambe droite, qui n'est plus suspendue depuis quelques jours, est encore un peu œdématiée, les mouvements de l'articulation tibio-tarsienne y sont douloureux et difficiles ; le genou gauche est encore gonflé, douloureux, demi-fléchi et ne peut supporter aucun mouvement.

Observation IV (résumé)

Observation tirée de la *thèse* de Vidart, page 67
observation III.

Le nommé D..., 20 ans. tonnelier, entre le 1er avril 1874 dans le service de M. Martineau. Constitution robuste, aucun antécédent rhumatismal. Il y a quinze jours, il contracta une blennorrhagie légère. Sept jours après l'apparition de l'écoulement, le soir. le malade ressentit des douleurs vagues dans le pied gauche. Deux jours après, gonflement et rougeur. Les gaines tendineuses paraissent être seules le siège de l'inflammation.

Le 9 août, douleur dans la cuisse le long du trajet de la saphène; il n'y a ni chaleur, ni rougeur ; au palper, on sent un cordon dur, peu développé. La pression augmente la douleur, les veines de la cuisse gauche font saillie, les ganglions inguinaux sont engorgés.

Le 14, on constate de la rougeur tout le long de la saphène, commençant au-dessus de la malléole interne et venant jusqu'à l'embouchure de la saphène dans la crurale. A ce niveau, on trouve un ganglion de la grosseur d'une noisette, la pression y est très douloureuse, la largeur de la bande rouge est de 2 cm. environ. On pose le diagnostic d'angioleucite et de phlébite.

Le 15. amélioration, la rougeur a à peu près disparu, la pression est encore douloureuse, mais on ne sent plus le cordon dur.

Le 18, les douleurs ont reparu dans la cuisse, et la palpation fait découvrir à nouveau la saphène comme un cordon dur très douloureux ; frictions à l'onguent mercuriel.

Le 20, amélioration, la douleur diminue, et la saphène paraît moins dure.

Le 21, les douleurs et le gonflement existent toujours au

pied gauche et à la main droite. Plus rien du côté des vaisseaux de la jambe.

Le 23, le malade part pour Vincennes ; il n'est pas guéri ; il lui reste de la raideur à l'index de la main droite. Le gonflement du pied a peu diminué.

Observation V

Observation tirée du journal *The Lancet*, 30 mai 1885.
thèse de Martel, page 54. observation V.

Thromboses veineuses à la suite de blennorrhagie.

M. Bilton Pollard présente des viscères et des veines pelviennes. provenant d'un cas de thrombose à la suite de blennorrhagie.

Il s'agissait d'une jeune femme de 19 ans, qui avait été atteinte d'une blennorrhagie 36 jours avant sa mort. Parmi les autres symptômes on trouve de la fièvre, la température oscillait entre $37^\circ,7$ et $38^\circ,8$; quelques douleurs dans le genou, et de la raideur de l'articulation coxo-fémorale droite. Les symptômes de l'affection de l'articulation de la hanche furent quelque temps équivoques. La mort était due à une embolie de l'artère pulmonaire. La pièce montre une thrombose de la veine iliaque primitive gauche, de l'iliaque interne du même côté et des veines vaginales. Il n'y avait pas d'ulcération dans le vagin. Le cartilage du fémur et l'acétabulum de l'articulation coxo-fémorale droite étaient érosés et l'articulation contenait une certaine collection purulente. Les autres articulations étaient indemnes.

M. Pollard pense que ce cas est remarquable par le fait qu'on peut rencontrer une pareille complication blennorrhagique sans donner naissance à des symptômes suffisants pour éveiller l'attention sur le danger que court le malade.

Observation VI (résumée.)

(Observation tirée du journal *The Lancet*, 1886.
thèse de Martel, page 55, observation VI).

*Thromboses veineuses à la suite de pyélite chronique,
conséquence de blennorrhagie.*

W. G..., âgé de 34 ans, est admis dans mon service à l'hôpital
royal de Berkshire, au mois d'octobre dernier, avec les symptômes d'une pyélite chronique. L'histoire antérieure de cette
affection, je la dois à M. Moore. D'ailleurs il me fut affirmé par
le patient, et cela ne fait pas de doute, qu'au mois de juin
de l'année dernière, il a eu une attaque de gonorrhée avec prostatite consécutive et rétention d'urine nécessitant le cathétérisme.
Subséquemment il a eu une cystite avec mictions fréquentes et
douloureuses. Quelque temps après, il commença à ressentir
quelques douleurs dans la région du rein droit. A son admission
à l'hôpital, tous les symptômes de cystite et de prostatite
avaient disparu, cependant une douleur considérable, une
rénitence à la pression dans la région du rein droit persistaient
et l'urine émise contenait de l'acide urique, quelques cristaux
d'oxalate de chaux, des globules rouges et une grande quantité
de pus. L'administration de quelques médicaments le soulagea
et au début de janvier dernier, léger point pleurétique à droite
avec les signes physiques d'une pleurésie localisée.

Au-dessus du foie, grande rénitence ; le foie descendait un
peu au-dessous du rebord des côtes. Pendant la période de ces
symptômes additionnels, fièvre et perturbation constitutionnelle
peu marquées.

Le 16 janvier, frisson avec quelques douleurs localisées
dans la jambe droite. Le soir, 39°4 ; pouls rapide, vive souffrance.

Jambe notablement enflée, région de la longue saphène très tendue et assez dure.

Le lendemain matin, la dureté remontait jusqu'au ligament de Poupart, mais elle ne partait pas de l'origine de la saphène. Le 25 du même mois, les veines de la jambe gauche commencèrent à être affectées de la même manière. Fièvre et douleur légères.

Des deux côtés, le gonflement et l'œdème affectaient le pied, la jambe et la cuisse. presque jusqu'à l'orifice de la saphène.

Ces deux attaques survenues d'une manière indépendante, coïncidèrent néanmoins dans leur début avec un gonflement considérable, rapide, du pénis et une miction difficile. Une semaine ou deux avant. l'état du patient avait déjà été très précaire, avec pouls faible et rapide, et symptômes fébriles. Peu de temps après ces deux semaines, même état qu'à l'admission, les urines ayant le même caractère, mais la tension ou la rénitence dans le flanc droit avait presque disparu.

Les veines épigastriques superficielles, circonflexes, iliaques et les autres veines superficielles de l'abdomen étaient distinctes ; la longue saphène, ses affluents de la partie dorsale et interne du pied étaient durs comme une corde. Au mois de mars, le malade quitta l'hôpital, dans un état général précaire, et plus tard il fut atteint par une thrombose des veines du bras dont les détails m'ont échappé.

OBSERVATION VII

(Observation communiquée par M. le professeur Tédenat.

Thèse de Stratigopoulos, page 62 ; obs. XII).

J. C..., artiste lyrique, âgé de 24 ans, lymphatique, bien constitué, sans antécédents morbides personnels ou héréditaires.

Le 20 décembre 1880, au vingt-cinquième jour d'une chaude-pisse d'intensité moyenne traitée par des tisanes et de l'eau de goudron, survint une épididymite droite, qui fut rapidement améliorée par le suspensoir ouaté caoutchouté d'Horand.

Le 30 décembre survient une douleur vive un peu au-dessus de la partie moyenne de l'arcade crurale droite. Elle ne tarde pas à présenter des irradiations pénibles dans toute la région iliaque. Cette douleur était à son maximum le long de la veine sous-cutanée abdominale, qui se dessinait sous forme d'un cordon peu dur, mais très appréciable à la vue et au toucher, il n'existait qu'une vague coloration rosée.

Malgré le repos, des cataplasmes, des onctions mercurielles, la douleur et les autres signes objectifs de la phlébite persistaient le 15 janvier ; un purgatif salin, ce jour-là, parut contribuer à la disparition rapide de ces accidents. Elle était presque complète le 23 janvier.

L'écoulement traité à partir du 5 janvier par des injections de sulfate de zinc (1/300) diminua sensiblement, mais le 2 février, à la suite d'excès de boissons, l'écoulement redevint abondant, la miction douloureuse et le 5 février, il se fit une rechute de phlébite dans la veine déjà affectée et un certain gonflement douloureux dans le genou droit. L'articulation fut soumise à l'immobilisation dans un enveloppement ouaté caoutchouté, et au bout d'une quinzaine de jours, la guérison était complète, peut-être aussi grâce à l'emploi de sulfate de quinine à la dose de 0,50 par jour. L'écoulement céda à des instillations de nitrate d'argent (1/60) faites tous les deux jours du 10 au 25 février.

Observation VIII (résumée).

Obs. communiquée par M. le docteur P. Hamonic, ancien interne des hôpitaux. *Thèse* de Martel, page 57, observa tion VII.)

Phlébite blennorrhagique récidirante.

P. R..., 24 ans, le 3 novembre 1886, est atteint d'une blennorrhagie franche. Il est malade depuis huit jours. Pus chargé de gonocoques.

12 novembre. Amélioration locale ; mais teinte terreuse du visage, courbature, langue saburrale, quelques vomissements.

Le 15. Douleurs vives dans tout le membre droit, tuméfié surtout du côté de la jambe. Œdème malléolaire. Les mouvements imprimés au membre sont douloureux.

La douleur est diffuse, maximum à la partie antéro-interne de la cuisse. La saphène interne forme un cordon dur, douloureux au toucher.

Le 19. Douleur locale moins vive. Hier soir, 40° ; ce soir, 39°.

Le 28. 37°. Plus de cordon induré. Seulement un léger épaississement des tissus au niveau de la saphène.

Le 5 décembre. Le malade se lève.

Le 3 janvier. Il revient : récidive de l'écoulement, devenu très abondant. Etat général sérieux.

Le 5. Douleurs dans la cuisse droite. Empâtement le long de la saphène, pas d'œdème du membre.

Il y a une nouvelle poussée de phlébite infectieuse.

Le 7. Œdème considérable du membre, surtout au niveau des malléoles.

Le 10. Amélioration.

Le 20. Le cordon veineux est à peine perceptible. Encore un peu d'œdème.

Le 30. Le malade peut se lever.

Pendant cette récidive. la température a atteint 40° 2.

Le 14 mars. La guérison se maintient.

OBSERVATION IX (résumée).

(Observation recueillie à Necker dans le service de M. le professeur Le Fort. *Thèse* de Martel, page 63, observation VIII).

Blennorrhagie. Phlébite de la veine fémorale gauche.

D..., 27 ans, maçon, entre le 22 juin 1886 à l'hôpital Necker, dans le service de M. Le Fort.

Aucun antécédent rhumatismal héréditaire ou personnel. Le malade a une blennorrhagie depuis 20 jours : l'écoulement est blanc jaunâtre, peu abondant.

Il y a six jours, il est survenu une douleur dans les deux genoux et dans l'épaule gauche,

A son entrée, on constate une rougeur diffuse, assez large sur le trajet des vaisseaux fémoraux, et un peu d'œdème de la jambe. Douleur à la pression, aucune lésion sur les membres inférieurs, pas de varices ; les ganglions inguinaux ne sont pas tuméfiés. Par la palpation, on sent un cordon induré, douloureux au niveau de la veine fémorale à la partie supérieure du triangle de Scarpa. pas d'arthrites. pas de fièvre.

Repos au lit, cataplasmes.

Le 30 juin, la douleur à la pression sur la veine fémorale existe toujours ; les douleurs articulaires ont disparu ; l'écoulement a beaucoup diminué.

Le 10 juillet, on ne sent plus le cordon. mais la pression est encore un peu douloureuse.

Le 18 juillet, le malade sort complètement guéri.

OBSERVATION X (Résumée).

(Observation recueillie à l'hôpital du Midi dans le service de
M. le docteur Mauriac. *Thèse* de Martel. p. 65, observation IX.)

Phlébite de la saphène interne et probablement de la veine
fémorale.

B..., commis-épicier, 28 ans, entre à l'hôpital du Midi. service de M. Mauriac, le 15 février 1887.

Jamais gravement malade jusque-là. Trois attaques de rhumatisme. Dans les deux premières (15 jours à Saint-Antoine
en 1878 et 8 jours à la Charité en 1879), ce sont les membres
inférieurs qui ont été pris. La troisième fois (mars 1882, à la
Charité), le membre supérieur seul a été pris.

Père mort en 1867 : âge et affection inconnus. Mère, 56 ans,
toujours bien portante.

Il y a deux ans, le malade a eu une blennorrhagie suivie
d'une orchite gauche, soignée par des sangsues sur le scrotum.

Il y a cinq semaines, nouvelle blennorrhagie pas soignée
pendant les quatre premières semaines ; il est alors entré
depuis huit jours, à l'hôpital pour une adénite inguinale
gauche.

23 février. On constate : 1° Une diminution de la sensibilité
testiculaire dans le testicule gauche, et une augmentation dans
la tête de l'épididyme.

2° Une adénopathie inguinale gauche du volume d'un œuf
de poule. Il y a deux jours, est apparue de chaque côté du ligament rotulien, à gauche, une plaque rougeâtre large comme
une pièce de 5 francs, légèrement saillante, assez épaisse, intéressant toute l'épaisseur de la peau. Autre petite plaque sur le
tiers supérieur de la face interne du tibia. Plaque beaucoup

plus large et moins bien limitée sur la face interne du tibia et à un travers de main au-dessus de l'articulation tibio-tarsienne. Ces plaques sont rougeâtres, congestives, œdémateuses.

Œdème assez prononcé à la jambe, douleur à la pression, et aussi sur le trajet de la veine fémorale. Le trajet de la saphène interne est très douloureux à la pression et indiqué par une traînée brunâtre un peu saillante.

Tous ces phénomènes ont débuté il y a deux jours, le 21 février, et ont atteint leur paroxysme le 22 au soir et dans la nuit suivante. Le 23, vers quatre heures du matin, transpiration abondante et amélioration. 3 mars, salicylate, bains d'amidon, pas d'amélioration.

A la partie inférieure de la jambe droite, léger œdème. Dans la nuit du 2 mars, le bras gauche a été pris : douleurs dans les articulations du coude et du poignet, gonflement et douleur sur le trajet des veines radiale et cubitale.

Le 4. Sulfate de quinine 0,50 centigrammes pendant trois jours. Enveloppement du membre avec ouate et baume tranquille.

Le 6. Le gonflement a diminué.

Le 8. Le cordon de la saphène interne est effacé. Le malade se lève.

Le 10. Il sort guéri.

OBSERVATION XI (résumée).

(Observation recueillie à l'hôpital du Midi, dans le service de M. le docteur Mauriac, par M. le docteur Le Roy, interne des hôpitaux. *Thèse* de Martel, page 67, observation X.)

Phlébite des veines du mollet. Rhumatisme blennorrhagique.

T... Jean, 21 ans, entré dans le service de M. Mauriac le 26 avril 1887, a contracté une blennorrhagie il y a un mois, traitée quelque temps par l'opiat. Il y a huit jours, douleur et tuméfaction du genou gauche : le malade n'a jamais eu de rhumatisme antérieur ; puis le poignet droit se tuméfie et devient douloureux à son tour. Deux jours plus tard localisation sur le poignet gauche.

Au moment de son entrée, on constate une arthrite du poignet droit et une du genou gauche.

La pression au niveau de la veine fémorale gauche éveille une douleur notable ; le mollet gauche est très tuméfié. A son niveau, la peau présente une coloration rosée, parcourue par des trainées bleuâtres. les veines superficielles sont dilatées, mais non oblitérées.

La masse du mollet présente une dureté extrême, et une très forte douleur à la pression.

Langue blanche. constipation, soif vive, température 39°3.

Le 1ᵉʳ mai, état général amélioré. Epistaxis légères, comme les jours précédents du reste.

Le pus uréthral montre des cocci groupés deux à deux ; le sang examiné à l'état frais présente également quelques cocci.

Le 4 mai, le mollet est moins œdématié et moins dur.

Le 22 il reste un peu d'hydarthose du genou gauche : le mollet est complètement guéri.

OBSERVATION XII

Observation communiquée par M. le professeur Tédenat. *Thèse* de Stratigopoulos, page 60, observation XI.

Paul C..., employé de commerce, âgé de 21 ans, lymphatique, de bonne constitution, n'a jamais eu de maladies.

Dans ses antécédents personnels ou ceux de sa famille, on ne retrouve ni rhumatisme, ni tuberculose, ni syphilis.

Le 9 décembre 1887, début d'une blennorrhagie qui survint cinq jours après le coït ; cette chaudepisse évolue régulièrement, assez intense, soit comme douleur, soit comme écoulement jusqu'au 23 décembre; le traitement consiste pendant tout ce temps en boissons émollientes et opiat de cubèbe et copahu.

Le 24 décembre, symptômes de cystite légère du col, consistant en besoins fréquents et douloureux d'uriner, sans hématurie.

Le 27 décembre, des bains de siège très chauds avaient calmé la cystite quand le malade éprouva au bas-ventre du côté droit, une douleur sourde, superficielle, irradiant du pli de l'aine. Je constatai un peu de rougeur et une induration cylindroïde peu marquée le long de la veine sous-cutanée abdominale. Malgré le repos, des cataplasmes, la douleur persista, peu vive d'ailleurs jusqu'au 8 janvier. Alors elle avait presque entièrement disparu, lorsque des phénomènes analogues se produisirent tout le long de la cuisse du même côté. Je les attribuai à une inflammation de la saphène interne sur le trajet de laquelle je constatai un peu de rougeur et du gonflement cylindriforme ; le long de cette veine, la pression même légère pratiquée avec le doigt déterminait une vive douleur. Malgré des cataplasmes laudanisés, malgré des applications de pommade mercurielle belladonnée, la douleur persiste jusqu'au 2 janvier. A un moment, l'emploi de l'antipyrine, à la dose de 3 grammes par jour, produisit une disparition rapide des douleurs ; la disparition complète des signes objectifs de la phlébite ne se fit pas avant le 15 février.

Chez ce malade, l'écoulement resta abondant jusqu'au 22 février, malgré l'emploi des balsamiques. Les injections avec une solution composée de 3 grammes de résorcine pour 150 grammes d'eau distillée faites trois fois par jour guérissent vite l'écoulement (du 25 février au 8 mars).

Observation XIII

(Observation recueillie dans le service de M. le professeur Tédenat. — *Thèse* de Stratigopoulos, page 64, observ. XIII.)

Julie X..., domestique, âgée de 28 ans, lymphatique, de constitution délicate, sans manifestations syphilitiques ou rhumatismales antérieures.

Entre à l'hôpital Saint-Eloi, le 5 janvier 1887, pour une inflammation du genou gauche datant de cinq semaines. M. Tédenat diagnostique une arthrite ankylosante blennorrhagique, se basant sur un écoulement vaginal abondant où l'on constate les gonococcus.

Le 7 janvier, douleurs sourdes dans la cuisse droite.

Le 8 janvier, signes objectifs d'inflammation de la saphène interne droite, qui dessinait un cordon pâteux plutôt que dur, douloureux à la pression.

L'enveloppement ouaté caoutchouté amena la disparition lente de la phlébite qui n'était pas entièrement guérie le 20 mars quand la malade quitta l'hôpital. Quant au genou il était ankylosé en bonne position.

Observation XIV (résumée).

(Perrin, Congrès international de dermatologie et de syphiligraphie. 1889, page 646.)

Blennorrhagie aiguë. — Balano-posthite gangréneuse. — Pleurésie diaphragmatique. — Arthrite sterno-claviculaire. — Phlébite double des membres inférieurs.

M. X..., 18 ans. Son père a eu une phlébite rhumatismale du membre inférieur droit.

En dehors de la scarlatine et de la rougeole pendant l'enfance, le malade a toujours été bien portant. Le 20 janvier 1886, première blennorrhagie, intense.

Le 3 mars, balano-posthite phlegmoneuse.

Dans la nuit du 13 au 14 mars, point de côté violent à gauche. L'examen du malade fait diagnostiquer une pleurésie diaphragmatique.

Au bout de huit à dix jours, les phénomènes généraux s'améliorent.

Le 26 mars, élévation de la température à 38°5 le matin et 39°8 le soir. Douleur à la partie moyenne et interne de la cuisse gauche, œdématiée, rouge, douloureuse à la pression ; rénitence, tension douloureuse suivant le trajet de la veine. Les jours suivants, l'œdème augmente et gagne tout le membre inférieur gauche qui est volumineux, sensible et présente tous les signes d'une phlébite de la fémorale.

Huit jours après, le membre inférieur droit est pris à son tour et de la même manière, mais la tuméfaction est moins marquée qu'à gauche.

L'état général continue à être alarmant.

Le 1er avril, arthrite sterno-claviculaire qui dure cinq jours. La phlébite ne présente aucune complication.

Le 15 avril les phénomènes généraux disparaissent, la température est normale, le malade commence à manger et à dormir.

Le 1 mai les membres inférieurs ne sont plus douloureux, l'œdème est moins marqué, le malade peut se lever et rester quelques heures dans un fauteuil. L'état général est aussi satisfaisant que l'état local.

Le 1er juin, le malade sort en voiture, il porte des bas et cuissards en tissu élastique qu'il a dû conserver pendant 18 mois.

Observation XV (résumée)

(Eraud, *Annales de dermatologie et de syphiligraphie*, 1894
tome V, page 83).

*Métrite blennorrhagique (gonococcienne) avec salpingo-ovarite
concomitante. Phlébite du membre inférieur gauche.*

Femme de 32 ans, qui n'a jamais eu de rhumatismes. Syphilis en septembre 1891. Presque à la même époque, douleurs assez vives dans les fosses iliaques, pertes jaunâtres, purulentes.

Le 24 novembre 1892. Il persiste aux deux poignets une éruption maculeuse, rouge jambon, non prurigineuse. Plaques opalines sur la langue, les amygdales. Pas de plaques vulvaires ou anales. (Depuis janvier dernier, la malade a pris 120 pilules de Dupuytren et a fait à quatre ou cinq fois différentes des frictions mercurielles pendant sept à huit jours. On lui ordonne Hg.)

14 décembre 1892. Gonocoques dans la sécrétion uréthrale. Pendant les mois suivants, syphilis et métrite évoluent et sont soignées comme d'ordinaire.

26 octobre 1893. Poussée de périmétrite avec fièvre. Gonocoques dans la sécrétion utérine.

4 novembre. Il persiste de la douleur dans le bas des reins. La malade accuse une sorte de crampe dans les membres inférieurs, le gauche en particulier (application de quatre sangsues sur l'hypogastre).

Le 7. Douleur dans les reins toujours accusée ainsi que la fièvre. Pâleur terreuse. Langue sale. Inappétence absolue.

Dans le mollet, douleur sourde et gravative ; le mollet est empâté et douloureux suivant le trajet des vaisseaux médians profonds.

Le 8. A cause de la douleur, tout sommeil a été impossible la nuit. Le mollet est atteint d'un gonflement œdémateux considérable ; la peau tendue est mate, lisse, avec rougeur diffuse. Tout le long des vaisseaux profonds la douleur est excessivement aiguë et la pression difficilement supportée. Légère douleur avec tuméfaction le long des vaisseaux, du creux poplité à l'arcade crurale.

Le 9. Rougeur un peu moins vive du mollet, mais palpation toujours fort sensible ; aujourd'hui les douleurs occupent à la fois le ventre. le bas des reins et le membre inférieur gauche qui est remué avec difficulté. La douleur est ressentie sur le trajet de la saphène crurale, et surtout au niveau du mollet. Toujours inappétence et amaigrissement.

Le contour de la cuisse malade est de 48 cm. alors que la cuisse droite mesure 46 cm.

Le 10. Douleur moins forte à la palpation du mollet. En comprimant profondément, on peut sentir, bien que pas très nettement, un cordon dur et résistant, douloureux, chaud, sur une étendue de 10 à 12 cm. Le diagnostic de *phlébite profonde* des veines du mollet est nettement posable ; mais en remontant au creux poplité, on sent en ce point un autre noyau induré, fort douloureux à la pression. Même douleur en remontant le long des vaisseaux fémoraux. mais le cordon n'est pas aussi manifeste ici qu'au mollet, tout le membre abdominal est œdématié, surtout au mollet. Pas d'engorgement des ganglions inguinaux. Point de rougeur le long du membre.

Le 11. Douleur moins vive au niveau du mollet, bien que l'œdème persiste, le cordon veineux est moins appréciable. Le trajet de la saphène interne est toujours sensible et douloureux. la cuisse mesure aujourd'hui 50 cm. elle est plus infiltrée que la veille.

Le 14. La pression est à peine douloureuse, même profondément sur le trajet des vaisseaux du mollet. Tuméfaction très notable au-dessous du pli de l'aine, sur le trajet de la saphène, au niveau de son abouchement dans la fémorale, tuméfaction représentant un cordon de 6 à 8 cm. de longueur et fort douloureux au toucher. La pression est presque insensible sur tout le reste de l'étendue des vaisseaux du membre, même au niveau du creux poplité. Par contre la cuisse malade (gauche) est grandement œdématiée; son pourtour mesure 53 cm. alors que la cuisse saine mesure 44 cm. Mollet malade 36 cm., jambe saine 32 cm.

Le 18. Fièvre à peu près disparue. Plus de douleur ni au mollet ni à la cuisse ; seul le trajet de la saphène, dans sa partie supérieure, est douloureux encore à la pression jusqu'à l'arcade. Le membre reste toujours tuméfié, œdématié. La cuisse malade mesure 52 cm.

Le 24. La douleur le long des vaisseaux a complètement disparu. Œdème du pied pas encore observé. Douleur un peu vive, à la pression de la plante du pied, au niveau des têtes des métatarsiens.

Le 27. Le membre malade n'est plus douloureux.

Le 30. La malade est complètement guérie de la phlébite. Métrite et salpingo-ovarite continuent à évoluer.

Le 28 décembre. Le membre malade a récupéré complètement ses fonctions ; mais la malade présente toujours des pertes jaunâtres, et de plus, accuse toujours une très grande sensibilité du côté des annexes.

OBSERVATION XVI

A. Gouget, *Presse médicale*, 7 décembre 1895, n° 64, page 486.

L... (Maria), dix-neuf ans, domestique, entre à la Charité, salle Cruveilhier, le 23 septembre. Elle vient à l'hôpital, parce que, deux jours auparavant, elle s'est trouvée prise de douleurs dans l'épaule et le coude gauches. Elle n'a d'ailleurs jamais eu de rhumatismes, ni aucune autre maladie. Elle a accouché à seize ans, les suites de couches ont été normales.

Lorsqu'on l'examine, on ne trouve qu'une certaine douleur des deux articulations à la pression et lors des mouvements provoqués. Il n'y a ni rougeur ni gonflement. En cherchant la cause de ces douleurs articulaires, on apprend que la malade, atteinte habituellement d'une légère leucorrhée, a été prise, quelques jours auparavant, de pertes verdâtres, abondantes, empesant le linge. Elle n'a d'ailleurs ni envies fréquentes d'uriner, ni dysurie, ni douleurs abdominales. Rien au cœur. Température, 38°2.

Le traitement consiste en quinine, 0,50 centigrammes ; in· jections vaginales au permanganate ; onctions au baume tranquille et enveloppement ouaté.

Dès le lendemain, le genou et le cou-de-pied droits deviennent douloureux, toujours sans tuméfaction ni rougeur. Puis, quelques jours après, les douleurs dans l'épaule et le coude gauches disparaissent, mais le genou et le cou-de-pied gauches se prennent à leur tour, toujours de la même façon. En même temps, assez forte diarrhée. La température se maintient entre 37°8 et 38°.

Dans les premiers jours d'octobre, les douleurs articulaires disparaissent, sauf au niveau du genou droit que la malade ne peut étendre complètement. Néanmoins, elle peut se lever et marcher un peu. L'écoulement vaginal a considérablement diminué. La température tombe, le 5 octobre, à 37°4, pour y rester les jours suivants.

Le 9 octobre, dans l'après midi, la malade, étant levée, éprouve une certaine douleur, avec sensation de raideur, sur le devant de la cuisse droite. En même temps, elle ressent un malaise général. Depuis quelques jours, d'ailleurs, elle a perdu l'appétit. Le soir, la température monte à 37°9 ; le lendemain matin, elle est à 38°. On constate alors, sur la face antérieure de la cuisse droite, une trainée rougeâtre, commençant au tiers supérieur un peu en dedans de la partie médiane, pour s'étendre obliquement en bas et en arrière jusqu'un peu au-dessus du condyle interne du fémur, correspondant, par conséquent, au trajet de la saphène interne. Sous cette trainée rouge, on sent, au palper, un cordon arrondi, parfaitement régulier, assez douloureux à la pression. Il n'y a pas trace d'œdème, ni au niveau de la cuisse, ni autour des malléoles.

Repos absolu au lit. Enveloppement ouaté de la cuisse.

Un peu de sang, prélevé par piqûre sur l'index gauche, est examiné au microscope et ensemencé sur gélose au sang humain. Les deux épreuves restent négatives.

10 octobre. Même état, 37°9.

11 octobre. La température tombe à 37·2. La rougeur et le cordon veineux persistent, mais la douleur est moindre. Le genou droit est maintenant redevenu parfaitement libre.

12 octobre. La rougeur a disparu sur la moitié supérieure de la cuisse, mais elle s'est étendue en bas jusqu'à la partie postérieure du condyle interne.

Deux jours après, elle s'est complètement effacée. Le cordon veineux n'est plus appréciable qu'à la partie inférieure de la cuisse, sur une longueur de quelques centimètres. Il disparait les jours suivants, en même temps que se développe une légère tuméfaction douloureuse à la partie supéro-interne de la jambe, au niveau des tendons de la patte d'oie. Cette tuméfaction se dissipe elle-même rapidement.

Le 17 octobre. La malade est examinée au spéculum. L'écoulement vaginal est presque complètement tari, mais on fait sourdre de l'urèthre, par pression sur ses parois, une goutte de pus blanchâtre. De l'orifice externe du col utérin sort un bouchon muco-purulent épais. L'utérus lui-même est très légèrement sensible au toucher. Rien dans les culs-de-sac.

L'examen du pus uréthral et du muco-pus utérin montre de nombreux diplocoques réniformes, pour la plupart intra-cellulaires. et se décolorant par le Gram.

Observation XVII

(Recueillie par M. Le Damany, interne du service
de M. Renault. *Thèse* d'Espagnac, p. 23, obs. I.)

M... A..., cuisinière, entre à l'hôpital Broca, salle Cullerier,
le 13 novembre 1894. Elle est atteinte de vaginite intense dans
laquelle l'examen bactériologique révèle l'existence de nombreux gonocoques. Cette affection évolue normalement pendant
quinze jours ; l'amélioration est déjà nette grâce aux injections
de permanganate, lorsque le 2 décembre survient une douleur
dans la cuisse droite. Pas de gonflement, pas de cordon dur,
ces deux symptômes apparaissent trois jours après. Le cordon
veineux est formé par la saphène interne ; il occupe la moitié
supérieure de la cuisse. Le gonflement est peu considérable ;
la coloration des téguments est normale, les douleurs sponta-
nées peu vives.

L'œdème augmente pendant huit jours tout en restant
modéré. Il diminue ensuite, et au bout de trente jours, il avait
complètement disparu. Le cordon veineux diminua plus lentement. Il était encore sensible quand la malade sortit.

On n'a noté aucune hyperthermie, aucun symptôme général.
Le seul traitement a été l'immobilisation dans un épais pansement ouaté.

Observation XVIII

(Recueillie par M. Roger, externe, à l'hôpital Saint-Antoine
dans le service de M. Siredey. *Thèse* de d'Acheux, page 18,
observ. I.)

La nommée David Marie, 19 ans, domestique, a toujours joui
d'une bonne santé, pas d'antécédents rhumatismaux.

Le 17 mars 1898, elle fut prise de douleurs assez vives au

niveau du cou-de-pied gauche, qui la forcèrent à garder le lit pendant huit jours : le pied était tuméfié, la marche impossible ; la malade dit qu'elle avait des pertes depuis un certain temps.

Le 28, elle se décida à entrer à l'hôpital ; admise dans un service de chirurgie, elle y resta cinq jours, elle ne suivit aucun traitement, mais fut évacuée dans le service de M. Siredey où elle occupa le lit n° 20 de la salle Chomel.

A son arrivée, on constate un gonflement douloureux du pied, s'étendant d'un travers de main au dessus des malléoles jusqu'à la racine des orteils, surtout marqué à la face antérieure et externe ; la pression exercée le long des gaines des muscles extenseurs détermine une vive douleur : les mouvements passifs sont impossibles. Si l'on essaie de mobiliser les articulations tibio-tarsienne et médio-tarsienne, on obtient quelques mouvements qui arrachent des cris à la patiente.

Le lendemain, examen au spéculum : on note un peu d'inflammation vulvaire, et un écoulement vaginal abondant, puriforme, de couleur jaune verdâtre, laissant sur le linge des taches caractéristiques : les culs-de-sac latéraux, non empâtés, sont douloureux à la pression. Le col de l'utérus est petit, pointu, en dôme, enflammé, avec une gouttelette visqueuse filtrant par l'orifice externe. Le méat urinaire est rouge, et la malade accuse de la chaleur à la miction.

Diagnostic : Blennorrhagie ; synovite avec un peu d'arthrite du pied gauche.

Traitement : Injections prolongées de permanganate de potasse ; applications de salicylate de méthyle sur le pied.

Même état jusqu'au 4 avril. A cette époque, la malade se plaint de douleurs à la cuisse et à la jambe gauches ; l'examen des régions permet de constater une traînée rose le long du trajet de la saphène interne ; on note un léger œdème du membre, et la palpation est à peine supportée.

La malade n'ayant pas d'antécédents rhumatismaux ou puerpéraux, et ne présentant pas d'autre infection que l'infection blennorrhagique, le diagnostic de phlébite gonococcique s'impose. Traitement : applications laudanisées sur la cuisse gauche : on continue les applications de salicylate de méthyle sur le pied.

Le 9 avril, le membre est très douloureux et l'œdème a fort augmenté : application d'une gouttière ouatée.

L'état général paraît satisfaisant ; pas de fièvre ; appétit très peu diminué.

Le 15, la malade se sent mieux, mais on ne touche pas l'appareil ouaté.

Le 21, la malade, débarrassée de la gouttière, essaye de poser le pied à terre et de marcher, bien que l'œdème et la douleur soient encore assez prononcés ; le pied enfle alors et devient violacé ; la circulation était insuffisante dans le membre gauche, qui est placé de nouveau dans une gouttière. Celle ci est enlevée le 5 mai, le pied est peu douloureux la marche est possible, l'écoulement gonococcique a presque totalement disparu à la suite des lavages de permanganate de potasse.

La malade sort guérie le 28 mai.

OBSERVATION XIX.

(Monteux et Lop. 4° Congrès francais de médecine interne
tenu à Montpellier, du 12 au 17 avril 1898.)

Jeune homme de 20 ans, sans antécédents rhumatismaux, contracte en mars 1897 une blennorrhagie qu'il ne traite pas ; il continue au contraire à faire usage de la bicyclette et de spiritueux.

Quinze jours après le début de l'écoulement uréthral, apparaît une arthrite tibio-tarsienne droite qui, rebelle à tout traitement, dure plus de sept mois et se termine par une légère ankylose tibio-tarsienne.

Le soir du sixième jour de son arthrite, trois semaines par conséquent après le début de la blennorrhagie, le malade est pris de frissons avec élévation de température à 38°4 ; en même temps il accuse une vive douleur dans la région inguinale droite : l'examen de la région ne révèle rien de particulier si ce n'est une sensibilité marquée, dans le triangle de Scarpa ; pendant la nuit, malaise, douleurs lancinantes le long du membre.

Le lendemain matin, on constate un léger œdème de la jambe. La pression de la région détermine de fortes douleurs le long de la veine saphène interne qui se révèle par un cordon roulant sous le doigt.

Le seul diagnostic possible est celui de phlébite gonococcique et d'arthrite consécutives à une blennorrhagie concomitante.

Le soir, un œdème blanc très accusé avait envahi tout le membre : la palpation de la veine était alors impossible. Trois jours après l'apparition de cet œdème, se montrèrent sur la face antérieure du membre de petites plaques bleuâtres, indices d'une circulation veineuse supplémentaire.

Cette phlébite mit encore cinq semaines pour disparaître, la température ne resta élevée que pendant trois jours, l'œdème resta stationnaire pendant douze jours pour décroître graduellement ensuite et disparaître le vingt-sixième jour.

L'induration veineuse peu accentuée et une légère raideur du genou furent les seuls reliquats de la maladie.

OBSERVATION XX (résumée).

(Batut, *Gazette hebdomadaire de médecine et de chirurgie,*
8 juillet 1900, n° 54, page 640.)

*Phlébite blennorrhagique, gangrène partielle du gland,
du corps caverneux et de l'urèthre.*

M..., 23 ans, canonnier, entre à l'hôpital Desgenettes le 27 février 1900. Il est évacué d'une infirmerie-hôpital des Alpes pour un sphacèle étendu du gland et de l'urèthre survenu subi-tement, il y a un mois environ.

Le 15 décembre 1899, il a été pris de douleurs articulaires dans les deux genoux, est entré à l'infirmerie-hôpital pour ce motif, a été amélioré par le repos et le salicylate de soude, puis brusquement, alors qu'il se levait dans la cour, depuis deux jours, il ressent de vives douleurs avec élancements dans le mollet droit dont la palpation est bientôt intolérable. La jambe devient dure et gonflée ; on porte le diagnostic de phlébite. Le membre est immobilisé, et un pansement ouaté compressif est appliqué sur la jambe.

Huit jours après, autour du filet, début du sphacèle qui en une semaine fait tomber le tiers postérieur du gland ; le filet, la partie antérieure du canal de l'urèthre sur une longueur de 4 à 5 centimètres. en même temps que les corps caverneux dans la partie correspondante sont partiellement sphacélés jusqu'au tiers environ de leur profondeur. En ce moment. hémorrhagie; une vaste plaie saignante fongueuse en résulte. Sonde à de-meure.

Dans les jours qui suivent, cystite. Mauvais état général.

A dater de l'entrée à Desgenettes, désinfection de la vessie et de la plaie.

Le 15 mars, la cicatrisation est complète. On enlève la sonde le 16 ; mais le méat est extrêmement rétréci, on est obligé de faire des séances de dilatation et de remettre la sonde.

Le malade se lève le 24.

Le 31 une incision transversale réunie en losange a partielle-ment redressé le gland ; la stricture partielle de l'urèthre a été incisée et les lèvres suturées isolément; on a pu passer aussitôt un n° 50 Béniqué.

Le malade avait eu 18 mois auparavant une blennorrhagie d'intensité moyenne, peu traitée.

A Desgenettes, le pus venant de l'urèthre autour de la sonde à demeure contenait une surabondance de gonocoques.

Observation XXI

(Batut, *Gazette hebdomadaire de médecine et de chirurgie*,
8 juillet 1900, n° 54, p. 642.)

M. X..., lieutenant, a une blennorrhagie aiguë avec cystite
du col le 1ᵉʳ avril 1899 ; le 10 août, névralgie sciatique gauche
très douloureuse, cédant aux applications de salicylate de méthyle. Le 1ᵉʳ septembre, après quinze jours de guérison appa-
rente, orchi-épididymite droite, funiculite, douleurs péritonéa-
les sans vésiculite ni prostatite ; puis, le 5, phlébite des veines
du mollet avec douleurs, élancements spontanés, œdème dur
de la jambe. Ponction de la vaginale, pommade belladonnée,
pansement ouaté compressif ; guérison définitive et complète le
1ᵉʳ novembre. Pas d'arthrite, aucun antécédent rhumatismal.

CONCLUSIONS

La blennorrhagie, maladie générale, peut déterminer dans les veines des membres les lésions de la phlébite.

Cette complication est connue depuis 1868.

Elle est plus fréquente dans le sexe masculin.

Son apparition est due à la pénétration dans la circulation sanguine du gonocoque de Neisser ou de microbes pyogènes associés.

Son histoire anatomo-pathologique est tout entière à faire.

Caractérisée par les grands symptômes de la phlébite en général, elle est d'un pronostic bénin, ne suppure jamais, ne se complique qu'exceptionnellement d'embolie pulmonaire et ne laisse que rarement après elle de l'œdème ou une gêne fonctionnelle notable au niveau du membre inférieur, son siège habituel.

Le diagnostic de la phlébite est aisé; le diagnostic étiologique reposera sur l'examen microscopique des sécrétions génitales.

Il faudra traîter la phlébite par l'immobilisation dans un appareil ouaté et l'écoulement par des injections antiseptiques.

BIBLIOGRAPHIE

V. d'A.... — *Estensione del processo blennorragico.* Boll. de. mal. ven., sifil., e. d. pelle, Roma, 1900. I, 17-19.

D'Acheux. — *La phlébite blennorrhagique.* Thèse de doctorat Paris, 1897-1898, n° 479.

Ahman. — *De l'influence blennorrhagique générale.* Arch. f. Dermat., xxxix, page 323.

Asahara. — *Des métastases de la blennorrhagie.* Thèse de Berlin, 1898.

Audry. — *Du gonococcus de Neisser et de ses rapports avec quelques manifestations parablennorrhagiques.* Ann. de dermat. et de syph., 1887, page 450.

Aumont. — *Sur la pathogénie des phlébites infectieuses.* — Thèse de doctorat. Bordeaux, 1896.

Balzer. — *Causes des infections généralisées dans la blennorrhagie.* J. des Praticiens, 1900, xiv, 589-591.

— *Die Ursachen der Allgemeininfection bei Blennorrhœ.* Wien. med. Presse. 1900, xli, 1945-1949.

— *Blennorrhagie.* Traité de méd. et de thér. de Brouardel et Gilbert, 1896, t. ii, p. 389.

Batut. — *Phlébite blennorrhagique, gangrène partielle du gland, du corps caverneux et de l'urèthre.* Gaz hebd. 8 juillet 1900, xlvii, 640-642.

— *De la phlébite et de la névralgie sciatique blennorrhagiques*
J. d. Mal cut., Paris, 1900, XII, 257-72.

BESNIER. — Art. *Rhumatisme*. Dit. enc. des sc. méd., 3ᵉ série,
t. IV.

BRETON. — *Phénomènes généraux dans le cours de la blennorrhagie*. Journal des mal. cut et syph., 2ᵉ série, t. VI,
nº 12, décembre 1894.

Bulletins et mémoires de la Soc. méd. des hôpitaux, t. IV,
1867.

DE CHRISTMAS. — *Du gonocoque et de sa toxine*. Ann. Inst.
Pasteur, XI, page 609.

COLOMBINI. — *Bakteriologische und experimentelle Untersu-
chungen über einen merkwürdigen Fall von allgemeiner
gonorrhoischer Infektion*. Centralbl. f. Bakteriol. (etc), 1
Abt., Jena, 1898, XXIV, 955-963.

ELTING. — *The bacteriology of gonococcus infections*. Albany
M. Ann., 1900, XXI, 144-158.

EMPIS. — *De la phlébite rhumatismale*. Gaz. des hôp., 20 octobre 1868, nº 123, p. 489-490.

ERAUD. — *Métrite blennorrhagique (gonococcienne) avec salpingo-ovarite concomitante. Phlébite du membre inférieur
gauche*. Ann. de derm. et de syph., 1894, p. 83.

ESPAGNAC. — *Etude de la phlébite blennorrhagique*. Thèse de
doctorat, Paris, 1896.

FONSECA. — *Le gonocoque*. Soc. de biol., 16 juillet 1898.

FOURNIER. — Art. *Blennorrhagie*. Nouveau dictionnaire de
médecine et de chirurgie pratiques, t. V, 1866.

FRENCH BANHAM. — *On recurring venous thrombosis follow-
ing chronic pyelitis of gonorrhœal origin*. The Lancet,
16 oct. 1886, p. 723.

GOUGET. — *Phlébite blennorrhagique*. Presse médicale, 7 décembre 1895, p. 486.

GROUND. — *Gonococcal infection: its effects, immediate and
remote*. Saint-Paul M. J., 1900, II, 663-70.

GUIARD. — *La blennorrhagie chez l'homme*, Paris. 1894.

— *Complications locales et générales de la blennorrhagie aiguë et chronique*, Paris, 1898.

— *Les complications locales et générales de la blennorrhagie aiguë et chronique chez l'ho.nme*. Ann. d. mal. d. org. génito-urin., Paris, 1899, xvii, 53-56.

HEWES. — *Two cases of gonorrheal rhumatism with specific bacterial organisms in the blood*. Boston med. and surg. Journal, 22 novembre 1894.

JACOBI. — *Métastases blennorrhagiques*. IV° Congrès de la Société allemande de dermat., Breslau, 1894.

JULLIEN. — *Traité des maladies vénériennes*. Paris, 1886.

JUNDELL. — *Le gonocoque de Neisser dans les métastases blennorrhagiques*. Arch. f. dermat., xxxix, p. 195.

LAMBINON. — *Affections gonococciques généralisées*. J. d'accouch., Liège, 1900, xxi, 136-137. Gaz. de Gynéc., Paris, 1900, xv, 131-136.

LE BRANCHU. — *De la nature infectieuse des phlébites*. Thèse de doctorat, Paris, 1894.

LELONG. — *Etude sur l'artérite et la phlébite rhumatismales aiguës*. Thèse de doctorat, Paris, 1869.

LESSER. — *Sur les causes des infections généralisées dans la blennorrhagie*. XIII° Congr. de méd., 1900, Sect. de Derm.

MARTEL. — *De la phlébite dans le cours du rhumatisme blennorrhagique*. Thèse de doctorat, Paris, 1887, n° 235.

— *Recherches bactériologiques sur quelques cas de rhumatisme blennorrhagique*. Lyon-médical, 14 août 1898.

MAYMO. — *Causas de las complicaciones generalizadas de la blennorrhagia*. Gac. méd. de Cataluna, Barcel., 1901, xxiv, 10-12.

MAYOR. — Art. *Thrombose et Embolie*. Traité de pathologie générale de Bouchard, 1900, t. iii, 2° partie, p. 331

MÉRIGOT DE TREIGNY. — *De la nature infectieuse de la phlébite*. Rev. gén. de Clin., 1892, 8, p. 113.

MONTEUX et LOP. — *Phlébite blennorrhagique*. 4° Congrès

français de médecine interne tenu à Montpellier, du 12 au
17 avril 1898.

MOSTKOFF. — *Contribution à l'étude des infections gonococciques généralisées.* Ejened., Saint-Pétersbourg, 1900, VII,
379-82.

MURAT. — *Des manifestations extra génitales de la blennorha-
gie.* Thèse de doctorat, Bordeaux, 1896.

MUSCLIER et NOURRIC. — Art. *Phlébite.* Dict. encycl. des
sciences médicales. Paris 1887, 2e série, t. XXIV.

NOGUÈS. — *Prostatite blennorrhagique, phlébite des plexus
péri-prostatiques, symptômes d'infection purulente, guérison.* Ann. mal. org. gén.-urin., mai 1891.

ŒTTINGER. — Art. *Maladies des vaisseaux périphériques.*
Traité de médecine de Charcot, Bouchard et Brissaud,
1893, t. V, p. 433.

PATOIR. — *L'infection blennorrhagique, ses accidents généraux
et manifestations à distance.* Thèse de doctorat, Lille,
1892.

PERRIN. — *Blennorrhagie aiguë. Balano-posthite gangréneuse. Pleurésie diaphragmatique. Arthrite sterno clavi-
culaire, Phlébite double des membres inférieurs.* Congrès
international de dermatologie et de syphiligraphie, 1889,
p. 646.

PICHEVIN. — *Infection généralisée par le gonocoque.* Sem.
gyn., 7 déc. 1897.

PITRUZELLA. — *Des manifestations à distance de l'infection
blennorrhagique.* Giorn. ital. mal. vener., 1894, XXX, 1.

POLLARD. — The lancet, 38 mars 1885.

POMPEANI. — *Toxine et antitoxine du gonocoque.* Thèse de doctorat, Paris, 1898:

QUÉNU. — Art. *Maladies des veines.* Traité de chirurgie de
Duplay et Reclus, 2e édit., 1897, t. II.

RENDU. — *Infection gonococcique généralisée avec symptômes
obscurs.* Sem. gyn., 7 déc. 1897.

RICHARD d'AULNAY. — *De la gonococcose; localisations gonococciennes et infection gonococcique. Rev. int. de méd. et de chir., 10 déc. 1896.

ROLLET. — Art. *Blennorrhagie*. Dict. enc. des sc. méd., Paris, 1876, t. IX.

SCHUSTER. — *De l'affection générale gonorrhéique*. Arch. f. Dermat., XL. p. 181.

SCHWARTZ. — Art. *Maladies chirurgicales des veines*. Traité de chirurgie clinique et opératoire de Le Dentu et Delbet, 1897, t. IV.

SÉE. — *Le gonocoque*. Thèse de doctorat, Paris, 1896.

SIMES. — *Gonorrhœal complications*. Am. J. Dermat. a. genito-urin. Dis., Saint-Louis, 1901, v. 6-8.

SMITH. — *Gonorrheal pyemia*. Toledo M. et S. Reporter, 1898, XI, 239-241.

SOUPLET. — *La blennorrhagie, maladie générale*. Thèse de doctorat, Paris, 1893.

STRATIGOPOULOS. — *De la phlébite blennorrhagique*. Thèse de doctorat, Montpellier, 1888.

TALAMON. — *Du rhumatisme blennorrhagique*. Revue mensuelle de médecine et de chirurgie, 1878, II, p. 58-72, 136-146 et 195-204.

THIBIERGE. — Art. *Maladies vénériennes*. Traité de médecine de Bouchard et Brissaud, 2e éd., 1899, t. III, p. 468.

THOMAS. — Thèse de doctorat, Bordeaux, 1882.

TOMMASOLI. — *Sull' infezione generale blenoragica*. Rassegna internaz. d. med. mod., Catania, 1901, II, 65-67.

TOUTON. — *Métastases blennorrhagiques*. IVe Congrès de la Société allemande de dermat., Breslau, 1894.

VAQUEZ. — *Phlébite des membres*. Clinique médicale de la Charité, 1894.

VICCAJI. — *Des phlébites rhumatismales et goutteuses*. Thèse de doctorat, Paris, 1880, n° 456.

VIDART. — *Du rhumatisme blennorrhagique*. Thèse de doctorat, Paris, 1875, n° 301.

Vœlker. — *De l'arthrite blennorrhagique.* Thèse de doctorat, Paris, 1868, n° 138.

Wang. — *Clinical features of general infection from gonorrhea.* Med. Dial., Minneap., 1900, ii, 63.

Ward. — *The medical complications of gonorrhœa.* Albany M. Ann., 1900, xxi, 458-65.

Widal et Besançon. Art. *Maladies des veines.* Traité de médecine et de thérapeutique de Bouardel et Gilbert, t. vi.

Wohl. — *Beitræge zur allgemeinen gonnorrhoischen infektion.* Pest. med. chir. Presse, Budapest, 1901, xxxvii, 101-104.

Zelenev. — *La fièvre blennorrhagique.* Rousk. J. Kojn. i vener. bolezn., Kharkow, 1901, i, 234.

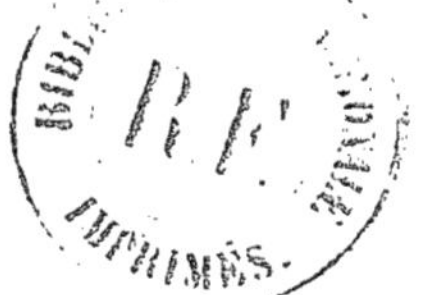